La Guía del Bienestar del Aceite de Ricino

BERNADETTE LANCE

Contenido

Introducción

¿Qué es el aceite de ricino?

En el mundo de los remedios naturales y el bienestar holístico, el aceite de ricino se destaca como un elixir versátil con una rica historia y una amplia gama de aplicaciones. Este líquido viscoso de color amarillo pálido, elaborado a partir de las semillas de la planta Ricinus communis, se ha utilizado durante siglos en muchas civilizaciones y continentes. El aceite de ricino ha estado arraigado en las prácticas convencionales de salud, negocios y cuidado personal desde los albores de la civilización y continúa usándose en productos para el cuidado de la piel en la actualidad. Con sus primeras aplicaciones documentadas en el antiguo Egipto, donde era un tratamiento muy valorado para el estreñimiento y se utilizaba en cosméticos y fragancias, el aceite de ricino tiene una larga e ilustre historia. Los antiguos griegos y romanos reconocieron sus propiedades medicinales, particularmente como purgante, y su influencia se extendió por todo el Mediterráneo. En la India, en el marco del Ayurveda, el aceite de ricino se convirtió en parte integral de las prácticas curativas tradicionales, abordando problemas de salud internos y externos. La Revolución Industrial marcó un período de transformación para el aceite de ricino, ya que sus cualidades lubricantes y no secantes encontraron aplicaciones en la fabricación de pinturas, barnices y lubricantes. En la era moderna, el aceite de ricino ha experimentado un resurgimiento, alineándose con el creciente interés en los remedios naturales y la sostenibilidad. Sus raíces antiguas y sus diversas aplicaciones subrayan el atractivo duradero del aceite de ricino, ya que sigue desempeñando un papel multifacético en el cuidado personal, la industria y las prácticas de salud holística. Además de la historia del aceite de ricino, su aplicación como elixir multiusos ha cruzado las barreras nacionales y culturales. Los registros de la antigua China indican que el aceite de ricino se usaba como medicina tradicional para tratar una variedad de enfermedades, lo que demuestra el uso del aceite en todo el mundo. La Edad Media fue testigo de la difusión de conocimientos y rutas comerciales que permitieron el intercambio de bienes e ideas, contribuyendo a la continua difusión de las aplicaciones del aceite de ricino.

Durante el período colonial, el aceite de ricino ganó protagonismo en las Américas. Tanto las comunidades indígenas como los colonos europeos reconocieron su potencial medicinal, incorporándolo a sus remedios herbales. Se dice que las tribus nativas americanas utilizaban el aceite de ricino por sus propiedades laxantes y como ungüento para las afecciones de la piel. El aceite de ricino entró en el sector farmacéutico en el siglo XX y se incluyó como componente en una serie de diferentes formulaciones de prescripción. Su versatilidad lo convirtió en un componente vital de los productos cosméticos y de belleza, incluso fuera del campo médico. Se encuentra en productos que van desde bálsamos labiales hasta jabones, demostrando su popularidad en las rutinas de cuidado de la piel debido a sus profundas propiedades hidratantes y nutritivas.

Hoy en día, la naturaleza multifacética del aceite de ricino continúa desarrollándose. Como alternativa ecológica en industrias que buscan recursos sostenibles, el aceite de ricino ha atraído la atención por su uso potencial en productos de base biológica. Los investigadores están explorando sus aplicaciones en plásticos biodegradables, destacando aún más su papel en la búsqueda continua de soluciones respetuosas con el medio ambiente. La importancia del aceite de ricino como maravilla botánica se muestra por su historia en curso, que está arraigada en tradiciones antiguas y evoluciona continuamente con las ideas modernas. Ya sea que se use en regímenes de belleza modernos, procesos industriales o medicina tradicional, el aceite de ricino es una prueba del valor continuo de las terapias naturales en nuestro entorno en constante cambio.

El aceite de ricino, tu mejor aliado de belleza

La capacidad del aceite de ricino para ofrecer una hidratación y nutrición intensas es un factor importante en su popularidad como producto de belleza. Repleto de ácidos grasos, en particular el conocido ácido ricinoleico, el aceite de ricino hidrata profundamente la piel y los folículos pilosos. Debido a esto, funciona especialmente bien para combatir la sequedad, la descamación y la opacidad, dando a la piel y al cabello una apariencia fresca y brillante. Los beneficios del aceite de ricino para el cuidado de la piel son numerosos. Debido a sus cualidades antiinflamatorias y antibacterianas, es una excelente opción para tratar problemas comunes de la piel. Los beneficios naturales del aceite de ricino incluyen la reducción del acné y el alivio de la piel irritada, lo que contribuye a un cutis más brillante y saludable. Sus cualidades emolientes también ayudan a disminuir la visibilidad de las arrugas y líneas finas, dando la apariencia de más juventud. El aceite de ricino se ha establecido como un remedio para las personas que buscan un cabello brillante y saludable. Los folículos pilosos pueden estimularse mediante la aplicación regular en el cuero cabelludo, lo que puede estimular el crecimiento del cabello. Sus cualidades nutritivas hacen que las hebras de cabello sean más fuertes y menos propensas a romperse y romperse. Particularmente apreciado por su capacidad para tratar afecciones como la alopecia y el adelgazamiento del cabello, el aceite de ricino proporciona un sustituto saludable para aquellos que buscan un cabello exuberante.

Los beneficios del aceite de ricino van más allá de mejorar el aspecto de tus pestañas y cejas. Los beneficios hidratantes del aceite en las pestañas pueden producir una apariencia más saludable y voluminosa, y sus cualidades nutritivas pueden ayudar a que las cejas crezcan más llenas y gruesas. Para las personas que desean acentuar las características de sus ojos, el aceite de ricino es una solución asequible y fácil de aplicar porque se puede aplicar simplemente con un pincel limpio.

La adaptabilidad del aceite de ricino se demuestra en lo sencillo que es incluirlo en diferentes rutinas cosméticas. El aceite de ricino se adapta fácilmente a una variedad de rutinas, ya sea que se aplique como una terapia independiente, combinado con otros ingredientes orgánicos o mezclado con productos para el cuidado de la piel y el cabello ya existentes. Ofrece un enfoque personalizado para el tratamiento de belleza, ya que se puede frotar en el cuero cabelludo, mezclar con mascarillas caseras o usar directamente en la cara.

Tu fiel compañero en el cuidado de la piel de tu rostro

Encontrar un régimen de cuidado de la piel que sea fácil de incorporar y efectivo se vuelve crucial en el acelerado mundo de la vida moderna. El aceite de ricino se convierte en tu fiel amigo, lo que hace que la búsqueda de una piel facial sana y brillante sea más fácil de lograr. Hacer uso de los beneficios naturales del aceite de ricino en tu rutina de belleza diaria no solo es simple sino también bastante satisfactorio. El sueño de un experto en belleza, el aceite de ricino ofrece una simplicidad que funciona bien con cualquier régimen de cuidado de la piel. Debido a su adaptabilidad, puedes usarlo solo o en combinación con otros aceites para adaptarse a los requisitos específicos de tu piel. El aceite de ricino se adapta fácilmente a cualquier estilo de vida, ya sea que sea un aficionado al cuidado de la piel con una rutina compleja o alguien que busca simplicidad.

Simple pero efectivo

El aceite de ricino es un acto único y elegante para las personas que aprecian la simplicidad. Aplica una pequeña cantidad de aceite sobre tu rostro húmedo y limpio y masajéalo suavemente, dejando que el aceite se filtre en tu piel. Rico en ácidos grasos y otros nutrientes, su formulación penetra profundamente en la piel para dejarla renovada y flexible. Este régimen es una excelente opción tanto para las mañanas agitadas como para las noches tranquilas debido a su simplicidad. La compatibilidad del aceite de ricino con otros aceites es lo que realmente lo hace hermoso. Las mezclas personalizadas que abordan los requisitos únicos de tu piel pueden ayudarte a personalizar tu régimen de cuidado de la piel. Para una hidratación adicional, mézclalo con aceite de jojoba o agrega una gota de aceite de lavanda para obtener una sensación calmante y fragante. Las opciones son tan variadas como las necesidades particulares de tu piel. El aceite de ricino resalta el brillo interior cuando se usa solo o en mezclas bien equilibradas. El uso frecuente ayuda a promover un tono de piel uniforme, minimizar las imperfecciones y minimizar las arrugas finas. A medida que se convierte en una parte confiable y constante de su rutina de cuidado de la piel, su lealtad es evidente. El uso del aceite de ricino va más allá de sus increíbles beneficios para la piel y se convierte en una práctica de cuidado personal. Con un momento de calma provocado por los suaves movimientos de masaje, puedes conectarte con tu piel y reconocer lo fácil que es cuidarla. La devoción del aceite de ricino hace que cuidarse todos los días sea un acto de amor propio. El aceite de ricino aparece en el mundo de los productos para el cuidado de la piel facial no solo como una sustancia, sino también como un amigo devoto que puede satisfacer sus necesidades de manera efectiva y elegante. Es un aliado versátil en tu camino hacia una piel vibrante y hermosa porque es fácil de usar en tu rutina de belleza, ya sea solo o en combinación con otros aceites.

Elegir un producto de aceite de ricino de alta calidad

En el abarrotado campo de los productos para el cuidado de la piel, elegir un aceite de ricino de alta calidad se convierte en una opción vital para garantizar los mejores resultados para la piel de su rostro. Es necesario prestar mucha atención a los detalles para distinguir entre la gran cantidad de opciones disponibles, desde las técnicas de extracción hasta el envasado. Esta es una guía completa para ayudarte a elegir el mejor producto de aceite de ricino para tu rutina de belleza.

Métodos de extracción

No todos los aceites de ricino son iguales, y la calidad y la eficacia del aceite están muy influenciadas por el proceso de extracción. Seleccione productos que utilicen técnicas de extracción sin hexano o prensado en frío. Se conservan más nutrientes naturales en el aceite de ricino prensado en frío, lo que garantiza un aceite de mayor calidad desprovisto de compuestos peligrosos. Este proceso mantiene la integridad del aceite, proporcionando a tu piel un producto nutritivo lleno de antioxidantes y ácidos grasos.

Protección contra la luz y la importancia de una botella oscura como recipiente

La exposición del aceite de ricino a la luz puede tener un impacto significativo en su calidad. Seleccione un producto que esté envasado en una botella que sea oscura, ámbar o azul cobalto. El aceite está protegido de la radiación UV que podría debilitar su eficacia por el vidrio oscuro. Esto garantiza que la potencia y la eficacia del aceite de ricino que usas en tu rostro no disminuirán desde el día en que se embotellaron.

Botellas de vidrio para conservación

Elegir una botella oscura es importante, pero también lo es la sustancia del recipiente. A la hora de elegir el aceite de ricino, opta por botellas de vidrio en lugar de las de plástico. El vidrio evita que los compuestos potencialmente peligrosos del plástico se filtren en el aceite, preservando la pureza del producto. Debido a que el vidrio es transparente, puede verificar si el aceite tiene cambios de color o consistencia para asegurarse de que está usando el mejor producto posible.

Precisión de la aplicación: el poder del cuentagotas

Un producto de aceite de ricino de primera calidad reconoce el valor de la precisión de la aplicación. Busca frascos que tengan un gotero adjunto. Esto te ayuda a gestionar la cantidad aplicada, evitando el desperdicio y garantizando que utilices la cantidad adecuada para tu rutina de cuidado de la piel. También hace que dispensar el aceite sea muy fácil. El uso de un gotero reduce la posibilidad de contaminación, lo que garantiza la potencia y pureza de su aceite de ricino.

Certificación de Confianza

Busque productos de aceite de ricino que estén certificados como orgánicos para agregar un grado adicional de seguridad. La certificación orgánica del aceite garantiza que está libre de pesticidas y otros materiales peligrosos, proporcionando un producto que está en línea con su dedicación a la belleza limpia. Encontrar aceite de ricino de primera calidad requiere un enfoque discriminatorio. Cada pequeña cosa, desde las opciones de envasado cuidadosamente consideradas hasta las técnicas de extracción que mantienen la pureza, se suma a la eficacia total del producto. Cuando seleccionas el aceite de ricino que sigue estas pautas, comienzas un viaje de cuidado de la piel mejorado por el mejor suero natural para tu rostro.

Capítulo 1: Recetas para el cuidado de la piel del rostro

Hay un universo increíble esperando a ser descubierto en el centro de tu cocina cuando te propones mejorar tu régimen de cuidado de la piel. En este capítulo, se revela el arte de crear tus propios elixires para el cuidado de la piel, con el aceite de ricino en el centro del escenario. Sumérgete en la alquimia natural mientras nos adentramos en deliciosos platos que utilizan aceite de ricino junto con otros componentes saludables. Estas recetas caseras para el cuidado de la piel prometen ser un ritual que satisface el alma y te ayuda a reconectar con los fundamentos del cuidado personal, además de ser una delicia para tu piel. Prepárate para experimentar el encanto de los productos para el cuidado de la piel mezclados en casa, donde cada gota revela una historia de belleza radiante y la naturaleza se convierte en tu compañera confiable en la búsqueda de una piel brillante y revitalizada.

Capítulo 2: Recetas para pieles normales

Elixir Facial Resplandor Radiante con Aceite de Ricino

Ingredientes:

1. **Aceite de ricino (1 cucharada):** Este superalimento hidratará y nutrirá tu piel hasta la médula.

2. **Aceite de jojoba (1 cucharada):** El aceite de jojoba equilibra la producción de grasa e hidrata la piel. Es rico en vitaminas E y B.

3. **Aceite de semilla de rosa mosqueta (1 cucharada):** Rico en antioxidantes y ácidos grasos esenciales, el aceite de semilla de rosa mosqueta promueve la regeneración de la piel y combate los signos del envejecimiento.

4. **Aceite esencial de lavanda (5 gotas):** Conocido por sus propiedades calmantes, el aceite de lavanda agrega un aroma calmante y ayuda a reducir la inflamación.

5. **Aceite esencial de incienso (3 gotas):** Este aceite apoya el rejuvenecimiento de la piel y puede ayudar a disminuir la aparición de líneas finas y arrugas.

Instrucciones:

1. **Prepare su espacio de trabajo**: asegúrese de que su espacio de trabajo esté limpio y lávese bien las manos antes de comenzar.

2. **Combine aceites:** En una botella de vidrio oscuro, combine el aceite de ricino, el aceite de jojoba y el aceite de semilla de rosa mosqueta. El frasco oscuro protegerá los aceites de la luz, preservando su potencia.

3. **Agregue aceites esenciales:** Agregue suavemente las gotas de aceites esenciales de lavanda e incienso a la mezcla. Estos aceites no solo realzan el aroma, sino que también contribuyen a los beneficios generales del cuidado de la piel.

4. **Mezcle bien:** Asegure la tapa de la botella y agítela bien para asegurarse de que todos los aceites estén bien mezclados. Esto creará una mezcla equilibrada que combina las propiedades únicas de cada ingrediente.

5. **Prueba del parche:** Antes de aplicar el elixir en la cara,

realice una prueba de parche en un área pequeña de la piel para asegurarse de que no tenga ninguna reacción adversa a los aceites esenciales.

6. **Aplicación:** Use el gotero para dispensar una pequeña cantidad del elixir en las yemas de los dedos. Masajea suavemente el aceite sobre tu rostro limpio y húmedo con movimientos circulares, concentrándote en las áreas que necesitan atención adicional.

7. **Relájate y absorbe:** Deja que el elixir se absorba en tu piel durante unos minutos. Tómate este tiempo para disfrutar de los aromas calmantes y dejar que los aceites nutritivos hagan su magia.

8. **Opcional: Compresa tibia:** Para un capricho adicional, puede colocar un paño tibio y húmedo sobre su rostro después de aplicar el elixir. Esto ayuda a abrir los poros, permitiendo que los aceites penetren más profundamente.

Mascarilla hidratante de miel y aceite de ricino

Ingredientes:

1. **Aceite de ricino (1 cucharada):** La base hidratante de esta mascarilla es el aceite de ricino, que es bien conocido por sus cualidades hidratantes.

2. **Miel cruda (1 cucharada):** La miel, rica en cualidades antibacterianas y antioxidantes, ayuda a calmar y revitalizar la piel.

3. **Gel de aloe vera (1 cucharada):** El gel de aloe vera, conocido por sus cualidades reparadoras y refrescantes, le da a la mascarilla un toque revitalizante.

4. **Aceite de almendras dulces (1 cucharadita):** El aceite de almendras dulces, que tiene un alto contenido de vitamina E, suaviza y nutre la piel para mantener un cutis saludable.

5. **Cúrcuma en polvo (1/2 cucharadita):** Esta especia antiinflamatoria agrega un brillo natural a la piel y ayuda a igualar la tez.

Instrucciones:

1. **Mezcla de los ingredientes:** El gel de aloe vera, el aceite de ricino, la miel cruda, el aceite de almendras dulces y la cúrcuma en polvo deben combinarse en un recipiente pequeño. Se puede lograr una consistencia suave y bien mezclada revolviendo bien los ingredientes.

2. **Prueba de parche:** Realice una prueba de parche en un área pequeña de la piel para asegurarse de que no haya reacciones alérgicas a los ingredientes, especialmente si no ha usado cúrcuma en la piel antes.

3. **Aplicación:** Aplicar la mascarilla de manera uniforme sobre el rostro limpio y seco, evitando la delicada zona de los ojos. Usa un movimiento circular suave para masajear la mascarilla en tu piel.

4. **Relájate y rejuvenece:** Dale a la mascarilla de 15 a 20 minutos para que se asiente en tu cara. Disfruta de este momento para relajarte y dejar que los componentes saludables hagan su trabajo.

5. **Enjuague:** Enjuague suavemente la mascarilla con agua tibia. Puede usar un paño suave o sus manos para quitarse bien la mascarilla.

6. **Siga con la crema hidratante:** Use su crema hidratante habitual después de secar la piel con palmaditas para sellar la humedad y mejorar los efectos de la mascarilla.

7. **Frecuencia:** Incorpora esta mascarilla hidratante a tu rutina de cuidado de la piel 1-2 veces por semana para un refrescante impulso de hidratación y un cutis radiante.

Sérum facial equilibrante de té verde y aceite de ricino para pieles normales

Ingredientes:

1. **Aceite con infusión de té verde (2 cucharadas):** El té verde está repleto de antioxidantes y propiedades antiinflamatorias, lo que lo hace ideal para mantener el equilibrio de la piel normal.

2. **Aceite de ricino (1 cucharada):** Un aceite hidratante y nutritivo que complementa los beneficios del té verde para un suero facial completo.

3. **Aceite de onagra (1/2 cucharada):** Conocido por su contenido de ácido gamma-linolénico, el aceite de onagra ayuda a mantener la elasticidad y el equilibrio de la piel.

4. **Aceite esencial de geranio (5 gotas):** El aceite de geranio promueve el equilibrio de la piel, ayudando a regular la producción de grasa y a mantener el pH natural de la piel.

5. **Aceite de vitamina E (1/2 cucharadita):** Este aceite rico en antioxidantes apoya la salud de la piel y ayuda a protegerla contra el daño ambiental.

Instrucciones:

1. **Combine aceites y arcilla:** Combine la arcilla de caolín, el aceite de semilla de rosa mosqueta y el aceite de ricino en

un tazón. Licúa hasta obtener una consistencia suave y sin grumos.

2. **Agregar miel:** Incorpore la miel a la mezcla. Revuelva bien para asegurar una distribución uniforme en toda la mascarilla.

3. **Integrar Aceite Esencial:** Agrega las gotas de aceite esencial de lavanda a la mezcla. Revuelva nuevamente para dispersar el aceite de manera uniforme.

4. **Prueba de parche:** Antes de aplicar la mascarilla en la cara, realice una prueba de parche en un área pequeña para verificar si hay reacciones adversas.

5. **Aplicación:** Aplicar la mascarilla uniformemente sobre el rostro limpio y seco, evitando el contorno de los ojos. Relájate y deja que las propiedades rejuvenecedoras de la mascarilla hagan su trabajo durante unos 15-20 minutos.

6. **Enjuague:** Enjuague suavemente la mascarilla con agua tibia, usando movimientos circulares para exfoliar a medida que avanza. Sécate la cara con una toalla limpia.

7. **Hidrata:** Continúa con tu humectante favorito para sellar la hidratación y dejar tu piel con una sensación de frescura.

8. **Frecuencia:** Usa esta mascarilla rejuvenecedora una vez a la semana para vigorizar y revitalizar tu piel normal.

Exfoliante facial equilibrante de cúrcuma y aceite de ricino para pieles normales

Ingredientes:

1. **Aceite de ricino (1 cucharada):** Reconocido por sus propiedades hidratantes y limpiadoras, el aceite de ricino sirve como base de este suave exfoliante.

2. **Cúrcuma en polvo (1 cucharadita):** Un antiinflamatorio y antioxidante natural, la cúrcuma ayuda a iluminar la piel y promover un tono uniforme.

3. **Avena (2 cucharadas, finamente molida):** La avena exfolia suavemente, calma y nutre la piel, lo que la hace perfecta para un exfoliante.

4. **Miel cruda (1 cucharada):** Con sus propiedades antibacterianas, la miel ayuda a aclarar e hidratar la piel.

5. **Agua de rosas (1 cucharada):** El agua de rosas aporta un toque de frescura floral a la vez que equilibra el pH de la piel.

Instrucciones:

1. **Prepare la avena:** Muele la avena hasta obtener un polvo fino con una licuadora o procesador de alimentos.

2. **Combine los ingredientes:** En un tazón, mezcle el aceite de ricino, la cúrcuma en polvo, la avena finamente molida,

la miel cruda y el agua de rosas. Revuelva hasta lograr una consistencia espesa y pastosa.

3. **Prueba de parche:** Antes de aplicar el exfoliante en la cara, realice una prueba de parche en un área pequeña para asegurarse de que no haya reacciones adversas.

4. **Aplicación:** Masajear suavemente el exfoliante sobre el rostro limpio y húmedo con movimientos circulares. Concéntrese en las áreas que pueden necesitar atención adicional, como la nariz y la frente.

5. **Déjalo actuar durante unos minutos:** Deja que el exfoliante se asiente en tu piel durante unos minutos, dejando que las propiedades nutritivas de los ingredientes hagan su magia.

6. **Enjuague:** Enjuague su rostro con agua tibia, usando suaves movimientos circulares para exfoliar a medida que avanza. Sécate la cara con una toalla limpia.

7. **Hidrata:** Continúa con tu crema hidratante habitual para mantener tu piel hidratada después de la exfoliación.

8. **Frecuencia:** Use este exfoliante facial equilibrante de cúrcuma y aceite de ricino 1-2 veces por semana para mantener una piel suave y radiante.

Mascarilla de noche nutritiva de aguacate y aceite de ricino para pieles normales

Ingredientes:

1. **Aguacate (1/2, maduro):** El aguacate es rico en vitaminas y ácidos grasos esenciales, proporcionando una hidratación y nutrición profunda a la piel.

2. **Aceite de ricino (1 cucharada):** Las propiedades hidratantes y reparadoras del aceite de ricino lo convierten en una excelente adición a esta mascarilla nocturna.

3. **Miel (1 cucharada):** Con sus propiedades humectantes naturales, la miel ayuda a retener la humedad, dejando la piel suave y flexible.

4. **Yogur (1 cucharada, natural):** El yogur contiene ácido láctico, que exfolia e ilumina suavemente la piel.

5. **Aceite esencial de lavanda (3 gotas):** El aceite de lavanda agrega un aroma calmante al tiempo que contribuye a los efectos calmantes generales de la mascarilla.

Instrucciones:

1. **Puré de aguacate:** En un tazón, triture medio aguacate maduro hasta que adquiera una consistencia suave y cremosa.

2. **Agregue otros ingredientes:** Agregue el aceite de ricino, la

miel, el yogur natural y las gotas de aceite esencial de lavanda al puré de aguacate. Mezcle bien hasta que todos los ingredientes estén bien combinados.

3. **Prueba de parche:** Antes de aplicar la mascarilla nocturna en la cara, realice una prueba de parche en un área pequeña para asegurarse de que no haya reacciones adversas.

4. **Aplicación:** Aplicar la mascarilla uniformemente sobre el rostro limpio y seco, evitando el contorno de los ojos. Masajea suavemente la mascarilla en tu piel con movimientos ascendentes.

5. **Déjalo toda la noche:** Deja que la máscara haga su magia durante la noche. La combinación de ingredientes nutritivos hidratará y revitalizará profundamente tu piel.

6. **Enjuague matutino:** Por la mañana, enjuague su rostro con agua tibia para quitarse la mascarilla. Sécate la piel con una toalla limpia.

7. **Hidrata:** Continúa con tu crema hidratante habitual para retener la hidratación y mantener tu piel nutrida durante todo el día.

8. **Frecuencia:** Para una dosis extra de hidratación y regeneración, aplica esta nutritiva mascarilla nocturna elaborada con aguacate y aceite de ricino una o dos veces por semana.

Esta mascarilla de noche brinda a la piel normal una experiencia opulenta e intensamente nutritiva al utilizar el poder del aguacate, el aceite de ricino y otros ingredientes naturales. Tu cutis brilla cuando te despiertas, sintiéndote hidratada, renovada y preparada para afrontar el día.

Exfoliante facial energizante de café y aceite de ricino para pieles normales

Ingredientes:

1. **Aceite de ricino (1 cucharada):** La base de este exfoliante, el aceite de ricino, proporciona hidratación a la vez que favorece una exfoliación suave.

2. **Café molido (media cucharada):** Los posos de café exfolian la piel, promoviendo la circulación y ayudando a revelar una tez más brillante.

3. **Azúcar de coco (1 cucharada):** Un exfoliante natural, el azúcar de coco ayuda a eliminar las células muertas de la piel, dejándola suave y tersa.

4. **Aceite de jojoba (1/2 cucharada):** El aceite de jojoba ayuda a equilibrar la producción de grasa y proporciona hidratación adicional sin obstruir los poros.

5. **Extracto de vainilla (1/2 cucharadita):** La vainilla no solo agrega un aroma delicioso, sino que también contiene antioxidantes que pueden calmar y calmar la piel.

Instrucciones:

1. **Prepare la avena:** Muela la avena hasta obtener un polvo fino con una licuadora o procesador de alimentos si aún no está finamente molida.

2. **Combine los ingredientes:** En un tazón, mezcle el aceite de ricino, la avena finamente molida, el yogur natural, la miel y las gotas de aceite esencial de lavanda. Revuelve hasta conseguir una mascarilla suave y consistente.

3. **Prueba de parche:** Antes de aplicar la mascarilla en la cara, realice una prueba de parche en un área pequeña para asegurarse de que no haya reacciones adversas.

4. **Aplicación:** Aplicar la mascarilla uniformemente sobre el rostro limpio y seco, evitando el contorno de los ojos. Masajea suavemente la mascarilla en tu piel con movimientos circulares.

5. **Dejar actuar durante 15-20 minutos:** Deje que la mascarilla se asiente en su piel durante unos 15-20 minutos. Durante este tiempo, las propiedades calmantes y nutritivas de los ingredientes harán su magia.

6. **Enjuague:** Enjuague suavemente la mascarilla con agua tibia. Usa movimientos circulares para exfoliar a medida que avanzas. Sécate la cara con una toalla limpia.

7. **Hidrata:** Continúa con tu crema hidratante habitual para retener la hidratación y mantener tu piel suave y nutrida.

8. **Frecuencia:** Use esta mascarilla facial calmante de avena y aceite de ricino una vez a la semana para brindar una experiencia suave y calmante a su piel normal.

Mascarilla facial hidratante de yema de huevo y aceite de ricino para pieles normales

Ingredientes:

1. **Aceite de ricino (1 cucharada):** La base hidratante y nutritiva, el aceite de ricino ayuda a mantener la salud de la piel.

2. **Yema de huevo (1):** La yema de huevo es rica en vitaminas y proteínas, promoviendo la elasticidad de la piel y proporcionando un lifting natural.

3. **Miel (1 cucharadita):** Un humectante natural, la miel atrae y retiene la humedad, dejando la piel hidratada y flexible.

4. **Aguacate (1 cucharada, machacado):** El aguacate está cargado de grasas saludables y antioxidantes, lo que contribuye a la nutrición y luminosidad de la piel.

5. **Jugo de limón (1 cucharadita):** El jugo de limón ayuda a iluminar la piel y equilibrar la producción de grasa.

Instrucciones:

1. **Combine los ingredientes:** En un tazón, mezcle el aceite de ricino, la yema de huevo, la miel, el puré de aguacate y el jugo de limón. Revuelva hasta lograr una consistencia suave y cremosa.

2. **Prueba de parche:** Antes de aplicar la mascarilla en la cara,

realice una prueba de parche en un área pequeña para asegurarse de que no haya reacciones adversas.

3. **Aplicación:** Aplicar la mascarilla uniformemente sobre el rostro limpio y seco, evitando el contorno de los ojos. Masajea suavemente la mascarilla en tu piel con movimientos circulares.

4. **Dejar actuar durante 15-20 minutos:** Deje que la mascarilla se asiente en su piel durante unos 15-20 minutos. Durante este tiempo, las propiedades nutritivas e hidratantes de los ingredientes harán su magia.

5. **Enjuague:** Enjuague suavemente la mascarilla con agua tibia. Usa movimientos circulares para exfoliar a medida que avanzas. Sécate la cara con una toalla limpia.

6. **Hidrata:** Continúa con tu crema hidratante habitual para retener la hidratación y mantener tu piel suave y nutrida.

7. **Frecuencia:** Use esta mascarilla facial hidratante de yema de huevo y aceite de ricino una vez a la semana para brindar una experiencia nutritiva y revitalizante a su piel normal.

Capítulo 3: Recetas para pieles sensibles

Bruma facial calmante de aceite de ricino, lavanda y manzanilla

Ingredientes:

1. **Agua destilada (1/2 taza):** La base de la niebla, el agua destilada proporciona una base limpia y pura.

2. **Aceite de ricino (1 cucharada):** Un ingrediente hidratante y nutritivo que forma el núcleo de esta bruma facial.

3. **Hidrolato de lavanda (2 cucharadas):** Conocido por sus propiedades calmantes, el hidrolato de lavanda agrega un toque calmante y aromático a la bruma.

4. **Aceite esencial de manzanilla (5 gotas):** El aceite de man-

zanilla es conocido por sus propiedades antiinflamatorias y calmantes para la piel, lo que lo convierte en un complemento perfecto para esta bruma facial.

5. **Glicerina vegetal (1/2 cucharadita):** La glicerina vegetal ayuda a retener la humedad, manteniendo la piel hidratada durante todo el día.

Instrucciones:

1. **Prepare la base:** En una botella de spray limpia, combine el agua destilada y el aceite de ricino. Agite bien para asegurarse de que el aceite se disperse uniformemente en el agua.

2. **Agregue elementos aromáticos:** Incorpore el hidrolato de lavanda y el aceite esencial de manzanilla en la mezcla de agua y aceite de ricino. Estos ingredientes no solo contribuyen a las propiedades calmantes de la bruma, sino que también imparten una deliciosa fragancia.

3. **Incluya un agente retenedor de humedad:** Agregue la glicerina vegetal a la mezcla. Este ingrediente ayuda a retener la humedad, asegurando que tu piel se mantenga hidratada después de cada nebulización.

4. **Agite bien:** Asegure la tapa de la botella de spray y agite bien la mezcla para mezclar todos los ingredientes en una bruma facial armoniosa.

5. **Prueba de parche:** Antes de usar la niebla en la cara, realice una prueba de parche en un área pequeña para asegurarse de

que no haya reacciones adversas, especialmente si tiene la piel sensible.

6. **Aplicación:** Cierre los ojos y rocíe su rostro de manera uniforme, sosteniendo el aerosol a unas 6-8 pulgadas de distancia. Deja que la bruma se asiente sobre tu piel y sécala al aire.

7. **Refréscate durante todo el día:** Lleva la niebla contigo y refresca tu rostro según sea necesario a lo largo del día para una explosión instantánea de hidratación y tranquilidad.

Mascarilla calmante de manzanilla y aloe vera para pieles sensibles

Ingredientes:

1. **Aceite de ricino (1 cucharada):** El ingrediente clave de esta mascarilla, el aceite de ricino, proporciona una hidratación profunda y promueve la salud de la piel.

2. **Té de manzanilla (1 bolsa o 1 cucharada suelta):** La manzanilla es conocida por sus propiedades calmantes y antiinflamatorias, lo que la hace perfecta para calmar la piel normal.

3. **Gel de Aloe Vera (1 cucharada):** El aloe vera es hidratante y ayuda a reducir la inflamación, proporcionando un efecto refrescante.

4. **Miel (1 cucharadita):** La miel es un humectante natural, que atrae y retiene la humedad para mantener la piel suave y flexible.

5. **Aceite esencial de lavanda (3 gotas):** El aceite de lavanda añade una deliciosa fragancia y contribuye a los efectos calmantes de la mascarilla.

Instrucciones:

1. **Prepare la infusión de manzanilla:** Remoje la bolsita de té de manzanilla o la manzanilla suelta en agua caliente. Deje

que se enfríe y luego retire la bolsita de té o cuele la manzanilla suelta, dejándolo con agua con infusión de manzanilla.

2. **Combine los ingredientes:** En un tazón, mezcle el aceite de ricino, el agua con infusión de manzanilla, el gel de aloe vera, la miel y las gotas de aceite esencial de lavanda. Revuelva bien hasta que los ingredientes formen una mascarilla suave y consistente.

3. **Prueba de parche:** Antes de aplicar la mascarilla en la cara, realice una prueba de parche en un área pequeña para asegurarse de que no haya reacciones adversas.

4. **Aplicación:** Aplicar la mascarilla uniformemente sobre el rostro limpio y seco, evitando el contorno de los ojos. Relájate y deja que las propiedades calmantes de la mascarilla actúen durante unos 15-20 minutos.

5. **Enjuague:** Enjuague suavemente la mascarilla con agua tibia. Usa movimientos circulares para exfoliar a medida que avanzas. Sécate la cara con una toalla limpia.

6. **Hidrata:** Continúa con tu crema hidratante habitual para retener la hidratación y mantener tu piel con una sensación de calma y nutrición.

7. **Frecuencia:** Use esta mascarilla calmante de manzanilla y aceite de ricino una vez a la semana o según sea necesario para brindar una experiencia suave y calmante a su piel normal.

Sérum calmante suave de aloe vera y aceite de ricino para pieles sensibles

Ingredientes:

1. **Aceite de ricino (1 cucharada):** La base calmante e hidratante, el aceite de ricino ayuda a nutrir la piel sensible sin causar irritación.

2. **Gel de aloe vera (2 cucharadas):** El aloe vera es conocido por sus propiedades antiinflamatorias y calmantes, por lo que es ideal para pieles sensibles.

3. **Aceite esencial de manzanilla (4 gotas):** El aceite de manzanilla agrega una capa adicional de beneficios calmantes, reduciendo el enrojecimiento y calmando la piel sensible.

4. **Aceite de jojoba (1/2 cucharada):** El aceite de jojoba imita los aceites naturales de la piel, proporcionando una hidratación suave sin obstruir los poros.

5. **Aceite de vitamina E (1/2 cucharadita):** La vitamina E es un antioxidante que ayuda a proteger la piel sensible de los factores estresantes ambientales.

Instrucciones:

Combine los aceites base: En una botella de vidrio oscuro, mezcle el aceite de ricino, el gel de aloe vera, el aceite de jojoba y el aceite de vitamina E. Estos ingredientes crean una base suave y nutritiva para el sérum.

Agregue aceite esencial de manzanilla: Incorpore el aceite esencial de manzanilla a la mezcla. Las propiedades calmantes de la manzanilla la convierten en un complemento perfecto para calmar la piel sensible.

Agite bien: Asegure la tapa de la botella y agítela bien para asegurarse de que todos los aceites y el gel de aloe vera se mezclen bien, creando un suero calmante.

Prueba de parche: Antes de aplicar el suero en la cara, realice una prueba de parche en un área pequeña para asegurarse de que no haya reacciones adversas.

Aplicación: Dispense una pequeña cantidad del suero en las yemas de los dedos y masajee suavemente sobre su rostro limpio. Deja que el suero se absorba por completo.

Siga con la crema hidratante: Si es necesario, siga con una crema hidratante ligera y sin fragancia para retener la hidratación.

Frecuencia: Use este suave suero calmante de aloe vera y aceite de ricino diariamente como parte de su rutina de cuidado de la piel por la mañana o por la noche para calmar e hidratar la piel sensible.

Leche limpiadora suave de almendras y aceite de ricino para pieles sensibles

Ingredientes:

1. **Aceite de ricino (1 cucharada):** La base calmante y limpiadora, el aceite de ricino ayuda a eliminar las impurezas sin irritar la piel sensible.

2. **Aceite de almendras dulces (2 cucharadas):** El aceite de almendras es suave, ligero y rico en vitaminas, proporcionando nutrición sin obstruir los poros.

3. **Gel de aloe vera (1 cucharada):** El aloe vera es conocido por sus propiedades antiinflamatorias, ofreciendo un efecto refrescante y calmante para pieles sensibles.

4. **Agua de rosas (2 cucharadas):** El agua de rosas es suave y ayuda a equilibrar el pH de la piel al tiempo que proporciona un sutil aroma floral.

5. **Aceite esencial de lavanda (3 gotas):** El aceite de lavanda agrega un aroma calmante y contribuye a los efectos calmantes generales de la leche limpiadora.

Instrucciones:

1. **Combine los aceites base:** En una botella de vidrio oscuro, mezcle el aceite de ricino y el aceite de almendras dulces. Estos aceites crean una mezcla nutritiva y limpiadora adecuada para pieles sensibles.

2. **Añade Aloe Vera y Agua de Rosas:** Integra el gel de aloe

vera y el agua de rosas en la mezcla de aceite. Estos ingredientes proporcionan beneficios calmantes e hidratantes adicionales.

3. **Incluye aceite esencial de lavanda:** Agrega las gotas de aceite esencial de lavanda a la mezcla. Revuelva bien para dispersar el aceite de manera uniforme y mejorar las propiedades calmantes de la leche limpiadora.

4. **Agite bien:** Asegure la tapa de la botella y agítela bien antes de cada uso para asegurarse de que todos los ingredientes estén bien mezclados.

5. **Prueba de parche: Antes de** usar la leche limpiadora en su rostro, realice una prueba de parche en un área pequeña para asegurarse de que no haya reacciones adversas.

6. **Aplicación:** Dispensar una pequeña cantidad de leche limpiadora en un disco de algodón o en las yemas de los dedos y masajearla suavemente sobre el rostro seco. Usa movimientos circulares para eliminar las impurezas.

7. **Enjuague o elimine:** Puede enjuagarse la cara con agua tibia o usar una almohadilla de algodón húmeda para limpiar suavemente la leche limpiadora. Sécate la cara con una toalla limpia.

8. **Siga con un humectante:** Si es necesario, continúe con un humectante hipoalergénico sin fragancia para mantener su piel hidratada.

9. **Frecuencia:** Utiliza esta suave leche limpiadora de almendras y aceite de ricino como parte de tu rutina diaria de cuidado de

la piel, tanto por la mañana como por la noche, para limpiar y calmar la piel sensible.

Esta leche limpiadora combina las suaves propiedades limpiadoras del aceite de ricino y almendras con los efectos calmantes del aloe vera, el agua de rosas y el aceite esencial de lavanda. Proporciona una forma suave y eficaz de limpiar la piel sensible sin causar irritación, dejando la piel limpia, calmada y cuidada.

Sérum facial calmante de jojoba y aceite de ricino para pieles sensibles

Ingredientes:

1. **Aceite de ricino (1 cucharada):** La base calmante e hidratante, el aceite de ricino ayuda a calmar la piel sensible sin causar irritación.

2. **Aceite de jojoba (2 cucharadas):** El aceite de jojoba se asemeja mucho al sebo natural de la piel, proporcionando una suave hidratación y nutrición.

3. **Aceite con infusión de caléndula (1 cucharada):** La caléndula es conocida por sus propiedades antiinflamatorias, lo que la hace ideal para calmar la piel sensible.

4. **Aceite esencial de manzanilla (4 gotas): El** aceite de manzanilla agrega beneficios calmantes adicionales y reduce el enrojecimiento en pieles sensibles.

5. **Aceite de semilla de rosa mosqueta (1/2 cucharadita):** Rico en vitaminas A y C, el aceite de semilla de rosa mosqueta ayuda a promover la regeneración de la piel y mejorar la salud general de la piel.

Instrucciones:

1. **Prepare aceite con infusión de caléndula:** Infunda flores secas de caléndula en un aceite portador (como aceite de jojoba o almendras dulces) durante varias horas o toda la

noche. Cuela las flores, dejándote con aceite con infusión de caléndula.

2. **Combine los aceites base:** En una botella de vidrio oscuro, mezcle el aceite de ricino, el aceite de jojoba y el aceite con infusión de caléndula. Estos aceites crean un sérum nutritivo y calmante para pieles sensibles.

3. **Agregue aceite esencial de manzanilla:** Incorpore el aceite esencial de manzanilla a la mezcla. Las propiedades calmantes de la manzanilla la convierten en un excelente complemento para pieles sensibles.

4. **Incluye aceite de semilla de rosa mosqueta:** Agrega el aceite de semilla de rosa mosqueta al suero. Este aceite potencia las propiedades regeneradoras de la piel del sérum.

5. **Agite bien:** Asegure la tapa de la botella y agítela bien antes de cada uso para asegurarse de que todos los ingredientes estén bien mezclados.

6. **Prueba de parche:** Antes de aplicar el suero en la cara, realice una prueba de parche en un área pequeña para asegurarse de que no haya reacciones adversas.

7. **Aplicación:** Dispense una pequeña cantidad de suero en las yemas de los dedos y presiónelo suavemente sobre su rostro limpio. Deja que el suero se absorba por completo.

8. **Siga con la crema hidratante:** Si es necesario, siga con una crema hidratante hipoalergénica para retener la hidratación y mantener su piel sensible cómoda.

9. **Frecuencia:** Use este suero facial calmante de jojoba y aceite de ricino dos veces al día como parte de su rutina de cuidado de la piel para nutrir y calmar la piel sensible.

Este sérum combina las propiedades suaves y calmantes del aceite de ricino y jojoba con los efectos calmantes de la caléndula y la manzanilla. La adición de aceite de semilla de rosa mosqueta promueve la regeneración de la piel, lo que lo convierte en una solución integral para pieles sensibles que necesitan un cuidado e hidratación adicionales.

Crema facial calmante de extracto de malvavisco y aceite de ricino para pieles sensibles

Ingredientes:

1. **Aceite de ricino (1,5 cucharadas):** La base calmante e hidratante, el aceite de ricino ayuda a calmar la piel sensible y proporciona una hidratación profunda.

2. **Extracto de malvavisco (1 cucharada):** El extracto de malvavisco es conocido por sus propiedades antiinflamatorias y calmantes de la piel, lo que lo hace ideal para pieles sensibles.

3. **Aceite de almendras dulces (1 cucharada):** El aceite de almendras es suave, ligero y rico en vitaminas, proporcionando nutrición sin obstruir los poros.

4. **Manteca de karité (1 cucharada):** La manteca de karité es profundamente hidratante y ayuda a crear una barrera protectora en la piel sensible.

5. **Aceite esencial de caléndula (5 gotas):** El aceite de caléndula agrega beneficios calmantes adicionales y promueve la comodidad de la piel para pieles sensibles.

Instrucciones:

1. **Rallar el pepino:** Pelar y rallar medio pepino para extraer sus propiedades calmantes.

2. **Combine los ingredientes:** En un tazón, mezcle el aceite de ricino, el pepino rallado, la harina de avena, el yogur griego y las gotas de aceite esencial de manzanilla. Revuelve hasta conseguir una mascarilla suave y consistente.

3. **Prueba de parche:** Antes de aplicar la mascarilla en la cara, realice una prueba de parche en un área pequeña para asegurarse de que no haya reacciones adversas.

4. **Aplicación:** Aplicar la mascarilla uniformemente sobre el rostro limpio y seco, evitando el contorno de los ojos. Relájate y deja que las propiedades refrescantes y calmantes de la mascarilla actúen durante unos 15-20 minutos.

5. **Enjuague:** Enjuague suavemente la mascarilla con agua tibia. Usa movimientos circulares para exfoliar a medida que avanzas. Sécate la cara con una toalla limpia.

6. **Hidrata:** Continúa con un humectante hipoalergénico y sin fragancia para retener la hidratación y mantener tu piel sensible con una sensación de calma y nutrición.

7. **Frecuencia:** Use esta mascarilla refrescante calmante de pepino y aceite de ricino una vez a la semana o según sea necesario para brindar una experiencia suave y calmante a su piel sensible.

Bruma facial calmante de agua de rosas y aceite de ricino para pieles sensibles

Ingredientes:

1. **Aceite de ricino (1 cucharada):** La base calmante e hidratante, el aceite de ricino ayuda a calmar la piel sensible sin causar irritación.

2. **Agua de rosas (1/4 taza):** El agua de rosas es suave y conocida por sus propiedades antiinflamatorias, lo que la hace perfecta para calmar e hidratar la piel sensible.

3. **Gel de aloe vera (1 cucharada):** El aloe vera proporciona beneficios calmantes e hidratantes adicionales, ayudando a mantener el equilibrio de humedad de la piel.

4. **Glicerina vegetal (1 cucharadita):** La glicerina vegetal es un humectante que atrae la humedad a la piel, promoviendo la hidratación sin obstruir los poros.

5. **Aceite esencial de lavanda (4 gotas):** El aceite de lavanda agrega un aroma calmante y contribuye a los efectos calmantes generales de la bruma.

Instrucciones:

1. **Combine los ingredientes:** En una botella pequeña con atomizador, mezcle el aceite de ricino, el agua de rosas, el gel de aloe vera, la glicerina vegetal y las gotas de aceite esencial de lavanda. Agite bien para asegurarse de que todos los in-

gredientes estén bien mezclados.

2. **Prueba de parche:** Antes de usar la bruma facial en toda la cara, realice una prueba de parche en un área pequeña para asegurarse de que no haya reacciones adversas.

3. **Aplicación:** Cierra los ojos y rocía ligeramente tu rostro con la mezcla calmante. Sostenga el frasco a una distancia de 8 a 10 pulgadas de su cara para una aplicación uniforme.

4. **Dejar secar:** Deje que la bruma se seque al aire o aplíquela suavemente en la piel con las yemas de los dedos limpias.

5. **Úsalo durante todo el día:** Rocía la bruma en tu rostro cada vez que tu piel sensible necesite un impulso refrescante y calmante. Es adecuado para su uso durante todo el día.

6. **Almacenamiento:** Guarde la bruma facial en un lugar fresco y oscuro y agite bien antes de cada uso para asegurarse de que los ingredientes permanezcan bien mezclados.

Los efectos calmantes del aceite de ricino, el agua de rosas, el aloe vera y el aceite esencial de lavanda se combinan en este relajante spray facial. Ofrece a las pieles sensibles una solución suave e hidratante que promueve una sensación de relajación y frescura siempre que sea necesario.

Limpiador facial clarificante de árbol de té y aceite de ricino para pieles sensibles

Ingredientes:

1. **Aceite de ricino (1,5 cucharadas):** La base calmante e hidratante, el aceite de ricino ayuda a calmar la piel sensible sin causar irritación.

2. **Aceite de jojoba (1 cucharada):** El aceite de jojoba se asemeja mucho a los aceites naturales de la piel, proporcionando una hidratación suave sin obstruir los poros.

3. **Aceite esencial de árbol de té (7 gotas):** El aceite de árbol de té es conocido por sus propiedades antibacterianas y clarificantes, lo que lo hace adecuado para pieles sensibles propensas a las imperfecciones.

4. **Infusión de manzanilla (1/4 taza):** La manzanilla es calmante y antiinflamatoria, proporcionando un efecto calmante para pieles sensibles.

5. **Gel de aloe vera (1 cucharada):** El aloe vera proporciona beneficios calmantes e hidratantes adicionales, ayudando a mantener el equilibrio de humedad de la piel.

Instrucciones:

1. **Prepare la infusión de manzanilla:** Remoje el té de manzanilla en agua caliente y deje que se enfríe. Cuela el té, de-

jándote con agua con infusión de manzanilla.

2. **Combine los ingredientes base:** En una botella de vidrio oscuro, mezcle el aceite de ricino, el aceite de jojoba, la infusión de manzanilla y el gel de aloe vera. Agite bien para asegurarse de que todos los ingredientes estén bien mezclados.

3. **Agregue aceite esencial de árbol de té:** Incorpore las gotas de aceite esencial de árbol de té a la mezcla. Agite la botella nuevamente para distribuir uniformemente el aceite de árbol de té.

4. **Prueba de parche: Antes de** usar el limpiador en la cara, realice una prueba de parche en un área pequeña para asegurarse de que no haya reacciones adversas.

5. **Aplicación:** Dispense una pequeña cantidad del limpiador en una almohadilla de algodón o en las yemas de los dedos. Masajéalo suavemente sobre tu rostro húmedo con movimientos circulares.

6. **Enjuague: Enjuague** su rostro con agua tibia, asegurándose de eliminar todo el limpiador. Sécate la cara con una toalla limpia.

7. **Hidrata:** Continúa con un humectante hipoalergénico sin fragancia para mantener tu piel sensible hidratada.

8. **Frecuencia:** Usa este limpiador facial clarificante de árbol de té y aceite de ricino diariamente como parte de tu rutina de cuidado de la piel, tanto por la mañana como por la noche, para mantener tu piel sensible clara y equilibrada.

Capítulo 4: Recetas para pieles secas

Bálsamo nutritivo suave de mango y aceite de ricino para pieles secas

Ingredientes:

1. **Aceite de ricino (1,5 cucharadas):** La base calmante e hidratante, el aceite de ricino ayuda a calmar la piel sensible sin causar irritación.

2. **Manteca de mango (1 cucharada):** La manteca de mango es rica en ácidos grasos y vitaminas, proporcionando una nutrición profunda y una barrera protectora para la piel sensible.

3. **Aceite con infusión de caléndula (1 cucharada):** La caléndula es conocida por sus propiedades antiinflamatorias,

lo que la hace ideal para calmar y calmar la piel sensible.

4. **Aceite de jojoba (1/2 cucharada):** El aceite de jojoba se parece mucho a los aceites naturales de la piel, proporcionando una hidratación suave sin obstruir los poros.

5. **Aceite esencial de lavanda (4 gotas):** El aceite de lavanda agrega un aroma calmante y contribuye a los efectos calmantes generales del bálsamo.

Instrucciones:

1. **Prepare aceite con infusión de caléndula:** Infunda flores secas de caléndula en un aceite portador (como aceite de jojoba o almendras dulces) durante varias horas o toda la noche. Cuela las flores, dejándote con aceite con infusión de caléndula.

2. **Combine los ingredientes base:** En un recipiente resistente al calor, mezcle el aceite de ricino, la manteca de mango, el aceite con infusión de caléndula y el aceite de jojoba.

3. **Cree una caldera doble:** Prepare una caldera doble colocando el recipiente sobre una olla con agua hirviendo. Caliente suavemente los ingredientes hasta que la mantequilla de mango se derrita, revolviendo para combinar.

4. **Enfriar un poco:** Deje que la mezcla se enfríe un poco antes de agregar las gotas de aceite esencial de lavanda. Revuelva bien para incorporar la fragancia calmante.

5. **Transfiera al recipiente:** Una vez que el bálsamo haya

alcanzado una temperatura agradable, transfiéralo a un recipiente limpio y hermético. Deja que se enfríe y solidifique.

6. **Prueba de parche:** Antes de aplicar el bálsamo en la cara, realice una prueba de parche en un área pequeña para asegurarse de que no haya reacciones adversas.

7. **Aplicación:** Tome una pequeña cantidad del bálsamo con los dedos limpios y aplíquelo suavemente en las áreas sensibles de su rostro. Masajear con movimientos circulares hasta su total absorción.

8. **Úselo según sea necesario:** Aplique el bálsamo nutritivo según sea necesario durante todo el día, especialmente cuando su piel requiera comodidad e hidratación adicionales.

9. **Almacenamiento:** Guarde el bálsamo en un lugar fresco y oscuro para mantener su consistencia y efectividad.

Este bálsamo nutritivo combina las propiedades calmantes del aceite de ricino, la manteca de mango y la caléndula, proporcionando una solución rica y protectora para la piel sensible. La adición de aceite de jojoba y aceite esencial de lavanda mejora los efectos calmantes del bálsamo, dejando la piel hidratada, calmada y cuidada.

Sérum facial hidratante nutritivo de ricino y aceite de argán para pieles secas

Ingredientes:

1. **Aceite de ricino (1,5 cucharadas):** La base profundamente hidratante, el aceite de ricino ayuda a reponer la piel seca y proporciona una hidratación esencial.

2. **Aceite de argán (1,5 cucharadas):** El aceite de argán es rico en antioxidantes y ácidos grasos, favoreciendo la nutrición y previniendo la sequedad.

3. **Aceite de semilla de rosa mosqueta (1/2 cucharadita):** El aceite de semilla de rosa mosqueta ayuda en la regeneración de la piel, ayudando a mejorar la textura de la piel seca.

4. **Aceite de vitamina E (1/2 cucharadita):** La vitamina E es un antioxidante que apoya la salud de la piel y ayuda a combatir la sequedad.

5. **Aceite esencial de lavanda (4 gotas):** El aceite de lavanda agrega un aroma relajante y contribuye a los efectos hidratantes generales del suero.

Instrucciones:

1. **Combine los aceites base:** En una botella de vidrio oscuro, mezcle el aceite de ricino, el aceite de argán, el aceite de semilla de rosa mosqueta y el aceite de vitamina E. Estos aceites crean una base rica y nutritiva para el suero.

2. **Agregue aceite esencial de lavanda:** Incorpore las gotas de aceite esencial de lavanda a la mezcla. Agite suavemente la botella para asegurarse de que los aceites estén bien mezclados.

3. **Prueba de parche:** Antes de aplicar el suero en la cara, realice una prueba de parche en un área pequeña para asegurarse de que no haya reacciones adversas.

4. **Aplicación:** Dispense una pequeña cantidad del suero en las yemas de los dedos y presiónelo suavemente sobre su rostro limpio y seco. Deja que el suero se absorba por completo.

5. **Siga con la crema hidratante:** Si es necesario, siga con una crema hidratante rica para retener la nutrición y mantener la piel seca con una sensación de flexibilidad.

6. **Frecuencia:** Use este suero hidratante nutritivo de ricino y aceite de argán diariamente como parte de su rutina de cuidado de la piel por la noche para hidratar profundamente y revitalizar la piel seca.

Este sérum combina las propiedades profundamente hidratantes del aceite de ricino y argán con los efectos regeneradores de la piel del aceite de semilla de rosa mosqueta y la vitamina E. La adición de aceite esencial de lavanda agrega un toque de relajación, creando una experiencia lujosa e hidratante para pieles secas.

Mascarilla facial hidratante de aceite de ricino y germen de trigo para pieles secas

Ingredientes:

1. **Aceite de ricino (1 cucharada):** La base profundamente hidratante, el aceite de ricino ayuda a reponer la piel seca y proporciona una hidratación esencial.

2. **Aceite de germen de trigo (1 cucharada):** El aceite de germen de trigo es rico en vitaminas A y E, promoviendo la nutrición y previniendo la sequedad.

3. **Miel (1 cucharada):** La miel es un humectante natural, que atrae y retiene la humedad para mantener la piel seca hidratada.

4. **Plátano (1/2, maduro):** El plátano está repleto de vitaminas y minerales, proporcionando nutrición adicional y promoviendo una tez suave y tersa.

5. **Yogur (1 cucharada):** El yogur contiene ácido láctico, que ofrece una exfoliación suave y contribuye a la renovación de la piel.

Instrucciones:

1. **Derretir ingredientes:** En un recipiente resistente al calor, combine el aceite de ricino, el aceite de aguacate, la manteca de karité, la cera de abejas rallada y el aceite de vitamina E.

Derrita suavemente los ingredientes a baño maría o en ráfagas cortas en el microondas.

2. **Revuelva bien:** Revuelva bien la mezcla para asegurarse de que todos los ingredientes estén bien combinados. Deja que se enfríe un poco.

3. **Vierta en el recipiente:** Una vez que el bálsamo haya alcanzado una temperatura agradable, viértalo en un recipiente limpio y hermético. Deja que se enfríe y solidifique.

4. **Prueba de parche:** Antes de aplicar el bálsamo en la cara, realice una prueba de parche en un área pequeña para asegurarse de que no haya reacciones adversas.

5. **Aplicación:** Tome una pequeña cantidad del bálsamo con los dedos limpios y aplíquelo suavemente sobre la piel seca. Masajear con movimientos circulares hasta su total absorción.

6. **Úselo según sea necesario:** Aplique el bálsamo de hidratación profunda según sea necesario durante todo el día, especialmente cuando su piel requiera comodidad e hidratación adicionales.

7. **Almacenamiento:** Guarde el bálsamo en un lugar fresco y oscuro para mantener su consistencia y efectividad.

Crema hidratante calmante de coco y aceite de ricino para pieles secas

Ingredientes:

1. **Aceite de ricino (1,5 cucharadas):** La base profundamente hidratante, el aceite de ricino ayuda a reponer la piel seca y proporciona una hidratación esencial.

2. **Aceite de coco (1,5 cucharadas):** El aceite de coco es rico en ácidos grasos, ofrece una nutrición profunda y un agradable aroma tropical.

3. **Manteca de cacao (1 cucharada):** La manteca de cacao es altamente hidratante y ayuda a crear una barrera protectora sobre la piel seca.

4. **Aceite de almendras (1 cucharada):** El aceite de almendras es ligero y rico en vitaminas, proporcionando nutrición adicional sin obstruir los poros.

5. **Extracto de vainilla (1/2 cucharadita):** El extracto de vainilla agrega una deliciosa fragancia a la crema.

Instrucciones:

1. **Derretir los ingredientes:** En un recipiente resistente al calor, combine el aceite de ricino, el aceite de coco, la manteca de cacao, el aceite de almendras y el extracto de vainilla. Derrita suavemente los ingredientes a baño maría o en ráfagas cortas en el microondas.

2. **Revuelva bien:** Revuelva bien la mezcla para asegurarse de que todos los ingredientes estén bien combinados. Deja que se enfríe un poco.

3. **Transfiera al recipiente:** Una vez que la crema haya alcanzado una temperatura agradable, transfiérala a un recipiente limpio y hermético. Deja que se enfríe y solidifique.

4. **Prueba de parche:** Antes de aplicar la crema en la cara, realice una prueba de parche en un área pequeña para asegurarse de que no haya reacciones adversas.

5. **Aplicación:** Tome una pequeña cantidad de crema con los dedos limpios y aplíquela suavemente sobre la piel seca. Masajear con movimientos circulares hasta su total absorción.

6. **Úselo según sea necesario:** Aplique la crema humectante según sea necesario durante todo el día, especialmente cuando su piel requiera comodidad e hidratación adicionales.

7. **Almacenamiento:** Guarde la crema en un lugar fresco y oscuro para mantener su consistencia y efectividad.

Mascarilla facial hidratante de manteca de karité y aceite de ricino para pieles secas

Ingredientes:

1. **Aceite de ricino (1,5 cucharadas):** La base profundamente hidratante, el aceite de ricino ayuda a reponer la piel seca y proporciona una hidratación esencial.

2. **Manteca de karité (1,5 cucharadas):** La manteca de karité es altamente hidratante y ayuda a crear una barrera protectora sobre la piel seca.

3. **Miel (1 cucharada):** La miel es un humectante natural, que atrae y retiene la humedad para mantener la piel seca hidratada.

4. **Aguacate (1/4, machacado):** El aguacate es rico en ácidos grasos y vitaminas, ofrece una nutrición profunda y promueve la elasticidad de la piel.

5. **Aceite esencial de lavanda (4 gotas):** El aceite de lavanda agrega un aroma calmante y contribuye a los efectos calmantes generales de la mascarilla.

Instrucciones:

1. **Combine aceites base:** En una botella de vidrio oscuro, mezcle el aceite de ricino, el aceite de vitamina E, el aceite de almendras dulces y el aceite de semilla de rosa mosqueta. Estos aceites crean una mezcla potente y nutritiva.

2. **Agregue aceite esencial de lavanda:** Incorpore las gotas de aceite esencial de lavanda a la mezcla. Agite suavemente la botella para asegurarse de que los aceites estén bien mezclados.

3. **Prueba de parche:** Antes de aplicar el suero en la cara, realice una prueba de parche en un área pequeña para asegurarse de que no haya reacciones adversas.

4. **Aplicación:** Antes de acostarse, dispense una pequeña cantidad de suero en las yemas de los dedos y masajee suavemente sobre su rostro limpio y seco. Deja que el suero se absorba por completo.

5. **Siga con la crema de noche:** Si es necesario, siga con una rica crema de noche para retener la nutrición y mantener su piel seca con una sensación de flexibilidad.

6. **Frecuencia:** Use este suero de noche revitalizante con vitamina E y aceite de ricino como parte de su rutina nocturna de cuidado de la piel para hidratar profundamente y rejuvenecer la piel seca.

Crema hidratante facial rejuvenecedora de camelia y aceite de ricino para pieles secas

Ingredientes:

1. **Aceite de ricino (1,5 cucharadas):** La base profundamente hidratante, el aceite de ricino ayuda a reponer la piel seca y proporciona una hidratación esencial.

2. **Aceite de camelia (1,5 cucharadas):** El aceite de camelia es rico en antioxidantes y ácidos grasos, ofrece una nutrición profunda y promueve la elasticidad de la piel.

3. **Manteca de karité (1 cucharada):** La manteca de karité es altamente hidratante y ayuda a crear una barrera protectora sobre la piel seca.

4. **Aceite de argán (1/2 cucharadita):** El aceite de argán es rico en vitaminas y antioxidantes, proporcionando nutrición adicional sin obstruir los poros.

5. **Aceite esencial de geranio (3 gotas):** El aceite de geranio es conocido por sus propiedades equilibrantes de la piel y agrega un aroma floral a la crema hidratante.

Instrucciones:

1. **Combine los aceites base:** En una botella de vidrio oscuro, mezcle el aceite de ricino, el aceite de bakuchiol, el aceite de jojoba y el aceite de semilla de rosa mosqueta. Estos aceites

crean un sérum potente y rejuvenecedor.

2. **Agregue aceite esencial de incienso:** Incorpore las gotas de aceite esencial de incienso a la mezcla. Agite suavemente la botella para asegurarse de que los aceites estén bien mezclados.

3. **Prueba de parche:** Antes de aplicar el suero en la cara, realice una prueba de parche en un área pequeña para asegurarse de que no haya reacciones adversas.

4. **Aplicación:** Dispense una pequeña cantidad del suero en las yemas de los dedos y presiónelo suavemente sobre su rostro limpio y seco. Deja que el suero se absorba por completo.

5. **Siga con la crema hidratante:** Si es necesario, siga con una crema hidratante rica para retener la nutrición y mantener la piel seca con una sensación de flexibilidad.

6. **Frecuencia:** Use este suero facial restaurador de bakuchiol y aceite de ricino como parte de su rutina de cuidado de la piel por la noche para combatir la sequedad y promover una tez revitalizada.

Elixir facial hidratante de hueso de albaricoque y aceite de ricino para pieles secas

Ingredientes:

1. **Aceite de ricino (1,5 cucharadas):** La base profundamente hidratante, el aceite de ricino ayuda a reponer la piel seca y proporciona una hidratación esencial.

2. **Aceite de hueso de albaricoque (1,5 cucharadas):** El aceite de hueso de albaricoque es rico en ácidos grasos y vitaminas, ofrece una nutrición profunda y promueve la flexibilidad de la piel.

3. **Manteca de karité (1 cucharada):** La manteca de karité es altamente hidratante y ayuda a crear una barrera protectora sobre la piel seca.

4. **Aceite con infusión de caléndula (1/2 cucharadita):** La caléndula es conocida por sus propiedades antiinflamatorias, lo que la hace ideal para calmar y calmar la piel seca.

5. **Aceite esencial de lavanda (4 gotas):** El aceite de lavanda agrega un aroma calmante y contribuye a los efectos calmantes generales del elixir.

Instrucciones:

Combine los aceites base: En una botella de vidrio oscuro, mezcle el aceite de ricino, el aceite de hueso de albaricoque, la manteca de karité y el aceite con infusión de caléndula. Estos aceites crean un elixir rico y nutritivo.

Agregue aceite esencial de lavanda: Incorpore las gotas de aceite esencial de lavanda a la mezcla. Agite suavemente la botella para asegurarse de que los aceites estén bien mezclados.

Prueba de parche: Antes de aplicar el elixir en su rostro, realice una prueba de parche en un área pequeña para asegurarse de que no haya reacciones adversas.

Aplicación: Dispense una pequeña cantidad de elixir en las yemas de los dedos y presiónelo suavemente sobre su rostro limpio y seco. Deja que el elixir se absorba por completo.

Siga con la crema hidratante: Si es necesario, siga con una crema hidratante rica para retener la nutrición y mantener la piel seca con una sensación de flexibilidad.

Frecuencia: Use este elixir facial hidratante de hueso de albaricoque y aceite de ricino diariamente como parte de su rutina de cuidado de la piel para hidratar profundamente y revitalizar la piel seca.

Capítulo 5: Recetas para pieles grasas

Sérum facial equilibrante de escualeno y aceite de ricino para pieles grasas

Ingredientes:

1. **Aceite de ricino (1 cucharada):** Aunque el aceite de ricino a menudo se asocia con la piel seca, puede ayudar a equilibrar la producción de grasa y limpiar los poros.

2. **Aceite de escualeno (1,5 cucharadas):** El escualeno es un aceite ligero que hidrata sin obstruir los poros, por lo que es adecuado para pieles grasas.

3. **Aceite de jojoba (1/2 cucharada):** El aceite de jojoba se asemeja mucho a los aceites naturales de la piel, proporcionando una hidratación suave sin promover el exceso de grasa.

4. **Aceite esencial de árbol de té (5 gotas):** El aceite de árbol de té es conocido por sus propiedades antibacterianas, lo que lo hace beneficioso para la piel grasa propensa a los brotes.

5. **Aceite esencial de limón (3 gotas):** El aceite de limón tiene propiedades astringentes que pueden ayudar a controlar el exceso de grasa en la piel.

Instrucciones:

1. **Combine los aceites base:** En una botella de vidrio oscuro, mezcle el aceite de ricino, el aceite de escualeno y el aceite de jojoba. Estos aceites crean un sérum ligero y equilibrador para pieles grasas.

2. **Agregue aceites esenciales:** Incorpore las gotas de aceite esencial de árbol de té y aceite esencial de limón a la mezcla. Agite suavemente la botella para asegurarse de que los aceites estén bien mezclados.

3. **Prueba de parche:** Antes de aplicar el suero en la cara, realice una prueba de parche en un área pequeña para asegurarse de que no haya reacciones adversas.

4. **Aplicación:** Dispense una pequeña cantidad del suero en las yemas de los dedos y presiónelo suavemente sobre su rostro limpio y húmedo. Deja que el suero se absorba por completo.

5. **Siga con un humectante (si es necesario):** Dependiendo de las necesidades de su piel, puede seguir con un humectante

liviano y sin aceite.

6. **Frecuencia:** Use este suero facial equilibrante de escualeno y aceite de ricino diariamente como parte de su rutina de cuidado de la piel para ayudar a regular la producción de grasa y mantener una tez equilibrada.

Sérum facial matificante de aceite semillas de girasol y aceite de ricino para pieles grasas

Ingredientes:

1. **Aceite de ricino (1 cucharada):** El aceite de ricino ayuda a equilibrar la producción de grasa y limpia los poros, por lo que es beneficioso para la piel grasa.

2. **Aceite de semilla de girasol (1,5 cucharadas):** El aceite de semilla de girasol es ligero y rico en ácido linoleico, conocido por sus propiedades no comedogénicas, lo que lo hace adecuado para pieles grasas.

3. **Aceite de semilla de uva (1/2 cucharada):** El aceite de semilla de uva es un aceite ligero y de fácil absorción que ayuda a controlar la producción de aceite sin obstruir los poros.

4. **Aceite esencial de lavanda (4 gotas):** El aceite de lavanda agrega un aroma calmante y contribuye a los efectos calmantes generales del suero.

5. **Aceite esencial de árbol de té (3 gotas):** El aceite de árbol de té es conocido por sus propiedades antibacterianas, lo que lo hace beneficioso para la piel grasa propensa a los brotes.

Instrucciones:

1. **Combine los aceites base:** En una botella de vidrio oscuro, mezcle el aceite de ricino, el aceite de semilla de girasol y el

aceite de semilla de uva. Estos aceites crean un sérum ligero y matificante para pieles grasas.

2. **Agregue aceites esenciales:** Incorpore las gotas de aceite esencial de lavanda y aceite esencial de árbol de té a la mezcla. Agite suavemente la botella para asegurarse de que los aceites estén bien mezclados.

3. **Prueba de parche:** Antes de aplicar el suero en la cara, realice una prueba de parche en un área pequeña para asegurarse de que no haya reacciones adversas.

4. **Aplicación:** Dispense una pequeña cantidad del suero en las yemas de los dedos y presiónelo suavemente sobre su rostro limpio y húmedo. Deja que el suero se absorba por completo.

5. **Siga con un humectante (si es necesario):** Dependiendo de las necesidades de su piel, puede seguir con un humectante liviano y sin aceite.

6. **Frecuencia:** Use este suero facial matificante de semillas de girasol y aceite de ricino diariamente como parte de su rutina de cuidado de la piel para ayudar a regular la producción de grasa y mantener una tez mate.

Este sérum combina los beneficios del aceite de ricino y el aceite de semilla de girasol para controlar la producción de grasa y mantener un acabado mate en pieles grasas. El aceite de semilla de uva contribuye aún más a la textura ligera del suero, mientras que los aceites esenciales de lavanda y árbol de té brindan propiedades calmantes y antibacterianas. El uso regular puede ayudar a equilibrar la piel grasa, reducir los brotes y dejar la piel con una sensación de frescura.

Tónico facial equilibrante de semilla de uva y aceite de ricino para pieles grasas

Ingredientes:

1. **Aceite de ricino (1 cucharada):** El aceite de ricino ayuda a regular la producción de grasa y limpia los poros, por lo que es beneficioso para la piel grasa.

2. **Aceite de semilla de uva (1,5 cucharadas):** El aceite de semilla de uva es ligero y rico en ácido linoleico, conocido por sus propiedades no comedogénicas, lo que lo hace adecuado para pieles grasas.

3. **Aceite esencial de romero (4 gotas):** El aceite de romero es conocido por sus propiedades astringentes, que ayudan a tonificar y equilibrar la piel grasa.

4. **Aceite esencial de limón (3 gotas):** El aceite de limón tiene propiedades astringentes que pueden ayudar a controlar el exceso de grasa en la piel.

5. **Aceite esencial de geranio (2 gotas):** El aceite de geranio ayuda a equilibrar la producción de sebo y añade un agradable aroma floral.

Instrucciones:

1. **Combine los aceites base:** En una botella de vidrio oscuro, mezcle el aceite de ricino, el aceite de jojoba y el aceite de

semilla de uva. Estos aceites crean un elixir ligero y equilibrador para pieles grasas.

2. **Agregue aceite esencial de ylang ylang:** incorpore las gotas de aceite esencial de ylang ylang a la mezcla. Agite suavemente la botella para asegurarse de que los aceites estén bien mezclados.

3. **Prueba de parche:** Antes de aplicar el elixir en su rostro, realice una prueba de parche en un área pequeña para asegurarse de que no haya reacciones adversas.

4. **Aplicación:** Dispense una pequeña cantidad de elixir en las yemas de los dedos y presiónelo suavemente sobre su rostro limpio y húmedo. Deja que el elixir se absorba por completo.

5. **Siga con un humectante (si es necesario):** Dependiendo de las necesidades de su piel, puede seguir con un humectante liviano y sin aceite.

6. **Frecuencia:** Use este elixir facial armonizador de ylang ylang y aceite de ricino diariamente como parte de su rutina de cuidado de la piel para ayudar a regular la producción de grasa y mantener una tez equilibrada.

Sérum facial purificante de mirra y aceite de ricino para pieles grasas

Ingredientes:

1. **Aceite de ricino (1 cucharada):** El aceite de ricino ayuda a regular la producción de grasa y limpia los poros, por lo que es beneficioso para la piel grasa.

2. **Aceite de argán (1,5 cucharadas):** El aceite de argán es rico en vitaminas y antioxidantes, proporcionando nutrición adicional sin obstruir los poros.

3. **Aceite de semilla de cártamo (1/2 cucharada):** El aceite de semilla de cártamo es liviano y ayuda a equilibrar la producción de aceite en la piel.

4. **Aceite esencial de mirra (3 gotas):** El aceite de mirra es conocido por sus propiedades purificadoras y agrega un aroma cálido y terroso.

Instrucciones:

1. **Combine los aceites base:** En una botella de vidrio oscuro, mezcle el aceite de ricino, el aceite de argán y el aceite de semilla de cártamo. Estos aceites crean un sérum ligero y purificante para pieles grasas.

2. **Agregue aceite esencial de mirra:** Incorpore las gotas de aceite esencial de mirra a la mezcla. Agite suavemente la botella para asegurarse de que los aceites estén bien mezclados.

3. **Prueba de parche:** Antes de aplicar el suero en la cara, realice una prueba de parche en un área pequeña para asegurarse de que no haya reacciones adversas.

4. **Aplicación:** Dispense una pequeña cantidad del suero en las yemas de los dedos y presiónelo suavemente sobre su rostro limpio y húmedo. Deja que el suero se absorba por completo.

5. **Siga con un humectante (si es necesario):** Dependiendo de las necesidades de su piel, puede seguir con un humectante liviano y sin aceite.

6. **Frecuencia:** Use este suero facial purificante de mirra y aceite de ricino diariamente como parte de su rutina de cuidado de la piel para ayudar a regular la producción de grasa y promover una tez más clara.

Sérum facial equilibrante de musgo marino y aceite de ricino para pieles grasas

Ingredientes:

1. **Aceite de ricino (1 cucharada):** El aceite de ricino ayuda a regular la producción de grasa y limpia los poros, por lo que es beneficioso para la piel grasa.

2. **Gel de musgo marino (1,5 cucharadas):** El musgo marino es rico en minerales y puede ayudar a equilibrar el exceso de grasa en la piel.

3. **Aceite de semilla de uva (1/2 cucharada):** El aceite de semilla de uva es ligero y rico en ácido linoleico, conocido por sus propiedades no comedogénicas, lo que lo hace adecuado para pieles grasas.

4. **Aceite esencial de árbol de té (4 gotas):** El aceite de árbol de té es conocido por sus propiedades antibacterianas, lo que lo hace beneficioso para la piel grasa propensa a los brotes.

Instrucciones:

1. **Prepara gel de musgo marino:** Si no tienes gel de musgo marino prefabricado, puedes prepararlo mezclando musgo marino empapado con agua hasta obtener una consistencia suave y gelatinosa.

2. **Combine los aceites base y el gel de musgo marino:**

En una botella de vidrio oscuro, mezcle el aceite de ricino, el aceite de semilla de uva y el gel de musgo marino. Estos ingredientes crean un sérum ligero y equilibrador para pieles grasas.

3. **Agregue aceite esencial de árbol de té:** Incorpore las gotas de aceite esencial de árbol de té a la mezcla. Agite suavemente la botella para asegurarse de que los aceites y el gel de musgo marino estén bien mezclados.

4. **Prueba de parche:** Antes de aplicar el suero en la cara, realice una prueba de parche en un área pequeña para asegurarse de que no haya reacciones adversas.

5. **Aplicación:** Dispense una pequeña cantidad del suero en las yemas de los dedos y presiónelo suavemente sobre su rostro limpio y húmedo. Deja que el suero se absorba por completo.

6. **Siga con un humectante (si es necesario):** Dependiendo de las necesidades de su piel, puede seguir con un humectante liviano y sin aceite.

7. **Frecuencia:** Use este suero facial equilibrante de musgo marino y aceite de ricino diariamente como parte de su rutina de cuidado de la piel para ayudar a regular la producción de grasa y mantener una tez equilibrada.

Tónico facial clarificante de limón y aceite de ricino para pieles grasas

Ingredientes:

1. **Aceite de ricino (1 cucharada):** El aceite de ricino ayuda a regular la producción de grasa y limpia los poros, por lo que es beneficioso para la piel grasa.

2. **Jugo de limón (1.5 cucharadas):** El jugo de limón contiene ácido cítrico, que ayuda a aclarar y equilibrar la piel grasa.

3. **Aceite de jojoba (1/2 cucharada):** El aceite de jojoba se asemeja mucho a los aceites naturales de la piel, proporcionando una hidratación suave sin promover el exceso de grasa.

4. **Aceite esencial de lavanda (4 gotas):** El aceite de lavanda agrega un aroma calmante y contribuye a los efectos calmantes generales del tónico.

Instrucciones:

1. **Combine los aceites base:** En una botella de vidrio oscuro, mezcle el aceite de ricino y el aceite de semilla de uva. Estos aceites crean un sérum ligero y equilibrador para pieles grasas.

2. **Agregue aceites esenciales:** Incorpore las gotas de aceite esencial de salvia y aceite esencial de árbol de té a la mezcla. Agite suavemente la botella para asegurarse de que los aceites estén bien mezclados.

3. **Prueba de parche:** Antes de aplicar el suero en la cara, realice una prueba de parche en un área pequeña para asegurarse de que no haya reacciones adversas.

4. **Aplicación:** Dispense una pequeña cantidad del suero en las yemas de los dedos y presiónelo suavemente sobre su rostro limpio y húmedo. Deja que el suero se absorba por completo.

5. **Siga con un humectante (si es necesario):** Dependiendo de las necesidades de su piel, puede seguir con un humectante liviano y sin aceite.

6. **Frecuencia:** Use este suero facial equilibrante de salvia y aceite de ricino diariamente como parte de su rutina de cuidado de la piel para ayudar a regular la producción de grasa y mantener una tez equilibrada.

Sérum facial equilibrante de salvia y aceite de ricino para pieles grasas

Ingredientes:

1. **Aceite de ricino (1 cucharada):** El aceite de ricino ayuda a regular la producción de grasa y limpia los poros, por lo que es beneficioso para la piel grasa.

2. **Aceite de semilla de uva (1,5 cucharadas):** El aceite de semilla de uva es ligero y rico en ácido linoleico, conocido por sus propiedades no comedogénicas, lo que lo hace adecuado para pieles grasas.

3. **Aceite esencial de salvia (4 gotas):** El aceite de salvia tiene propiedades astringentes y puede ayudar a equilibrar la producción de sebo en pieles grasas.

4. **Aceite esencial de árbol de té (3 gotas):** El aceite de árbol de té es conocido por sus propiedades antibacterianas, lo que lo hace beneficioso para la piel grasa propensa a los brotes.

Instrucciones:

1. **Combine los ingredientes base:** En una botella de vidrio oscuro, mezcle el aceite de ricino, el hamamelis y el aceite de semilla de uva. Estos ingredientes crean un tónico purificante para pieles grasas.

2. **Agregue aceite esencial de limón:** Incorpore las gotas de aceite esencial de limón a la mezcla. Agite suavemente

la botella para asegurarse de que los ingredientes estén bien mezclados.

3. **Prueba de parche:** Antes de aplicar el tónico en la cara, realice una prueba de parche en un área pequeña para asegurarse de que no haya reacciones adversas.

4. **Aplicación:** Dispense una pequeña cantidad del tónico en una almohadilla de algodón y pásela suavemente por el rostro limpio y húmedo. Deja que el tónico se seque al aire.

5. **Siga con un humectante (si es necesario):** Dependiendo de las necesidades de su piel, puede seguir con un humectante liviano y sin aceite.

6. **Precaución:** El aceite de limón puede aumentar la sensibilidad a la luz solar. Es recomendable utilizar este tónico por la noche y aplicar protector solar durante el día.

7. **Frecuencia:** Use este tónico facial purificante de hamamelis y aceite de ricino cada dos días como parte de su rutina de cuidado de la piel para ayudar a controlar el exceso de grasa y mantener una tez equilibrada.

Mascarilla facial desintoxicante de carbón y aceite de ricino para pieles grasas

Ingredientes:

1. **Polvo de carbón activado (1 cucharada):** El carbón activado ayuda a absorber el exceso de grasa, las impurezas y las toxinas de la piel.

2. **Aceite de ricino (1,5 cucharadas):** El aceite de ricino ayuda a regular la producción de grasa y a limpiar los poros, por lo que es beneficioso para la piel grasa.

3. **Gel de aloe vera (1 cucharada):** El aloe vera tiene propiedades calmantes y ayuda a hidratar la piel sin añadir grasa extra.

4. **Aceite esencial de árbol de té (5 gotas):** El aceite de árbol de té es conocido por sus propiedades antibacterianas, lo que lo hace beneficioso para la piel grasa propensa a los brotes.

Instrucciones:

1. **Prepara la mascarilla:** En un recipiente no metálico, mezcla el polvo de carbón activado, el aceite de ricino, el gel de aloe vera y el aceite esencial de árbol de té. Revuelva bien hasta lograr una pasta suave.

2. **Prueba de parche:** Antes de aplicar la mascarilla en la cara, realice una prueba de parche en un área pequeña para

asegurarse de que no haya reacciones adversas.

3. **Aplicación:** Con una brocha limpia o con las yemas de los dedos, aplique una capa uniforme de la mascarilla sobre el rostro limpio y húmedo, evitando el área de los ojos y la boca.

4. **Relájate:** Deja que la mascarilla se seque durante 15-20 minutos. Durante este tiempo, el carbón trabajará para eliminar las impurezas y el exceso de grasa de la piel.

5. **Enjuague:** Una vez que la mascarilla esté seca, enjuáguela suavemente con agua tibia. Sécate la cara con una toalla limpia.

6. **Siga con un humectante (si es necesario):** Dependiendo de las necesidades de su piel, puede seguir con un humectante liviano y sin aceite.

7. **Frecuencia:** Use esta mascarilla facial de carbón y aceite de ricino una o dos veces por semana como parte de su rutina de cuidado de la piel para ayudar a desintoxicar y equilibrar la piel grasa.

Capítulo 6: Recetas para el cuidado del cuerpo

Exfoliante corporal nutritivo con aceite de ricino para una piel suave y sedosa

Ingredientes:

1. **Aceite de ricino (2 cucharadas):** El aceite de ricino es profundamente hidratante y ayuda a suavizar y nutrir la piel.

2. **Azúcar morena (1/2 taza):** El azúcar morena proporciona una exfoliación suave, eliminando las células muertas de la piel y promoviendo una piel más suave.

3. **Aceite de coco (2 cucharadas):** El aceite de coco agrega

hidratación adicional e imparte un delicioso aroma tropical.

4. **Extracto de vainilla (1 cucharadita):** El extracto de vainilla agrega un aroma dulce y realza el aroma general del exfoliante.

Instrucciones:

1. **Combine los ingredientes:** En un tazón, mezcle el aceite de ricino, el azúcar morena, el aceite de coco y el extracto de vainilla hasta que estén bien combinados.

2. **Prueba de consistencia:** Ajusta las proporciones de azúcar y aceite si es necesario hasta lograr un exfoliante con una consistencia espesa y untable.

3. **Preparación para la ducha:** Antes de aplicar el exfoliante, asegúrese de que su cuerpo esté húmedo y listo para la exfoliación. Párese en la ducha o en el baño.

4. **Aplicación:** Coloca una pequeña cantidad del exfoliante en las yemas de los dedos y masajéalo suavemente sobre la piel con movimientos circulares. Concéntrese en las áreas propensas a la aspereza, como los codos, las rodillas y los talones.

5. **Enjuague:** Enjuague bien el exfoliante con agua tibia, permitiendo que los aceites dejen una capa nutritiva en su piel.

6. **Secar:** Sécate suavemente la piel con una toalla. Evite frotar con demasiada fuerza para permitir que los aceites permanezcan en su piel.

7. **Humectación opcional:** Si lo desea, continúe con su loción corporal favorita o más aceite de ricino para mayor humectación.

8. **Frecuencia:** Use este exfoliante corporal nutritivo de aceite de ricino una o dos veces por semana para mantener la piel suave y flexible.

Este exfoliante corporal casero combina las propiedades hidratantes del aceite de ricino con los beneficios exfoliantes del azúcar moreno y los efectos hidratantes del aceite de coco. La adición de extracto de vainilla mejora la experiencia sensorial, dejando la piel suave como la seda y delicadamente perfumada.

Bálsamo corporal ultrahidratante de manteca de karité y aceite de ricino

Ingredientes:

1. **Manteca de karité (1/2 taza):** La manteca de karité es rica en ácidos grasos y vitaminas, proporcionando una hidratación profunda a la piel.

2. **Aceite de ricino (1/4 taza):** El aceite de ricino agrega una consistencia más espesa y beneficios humectantes adicionales al bálsamo corporal.

3. **Aceite de almendras dulces (1/4 taza):** El aceite de almendras dulces es liviano y se absorbe fácilmente, mejorando las propiedades humectantes generales.

4. **Aceite esencial de lavanda (10-15 gotas):** El aceite de lavanda no solo agrega una fragancia calmante, sino que también contribuye a los efectos calmantes en la piel.

Instrucciones:

1. **Derrita la manteca de karité y los aceites:** En una caldera doble o en un recipiente resistente al calor sobre agua hirviendo, derrita la manteca de karité, el aceite de ricino y el aceite de almendras dulces hasta que formen un líquido.

2. **Deje enfriar un poco:** Deje que la mezcla derretida se enfríe un poco, pero no se solidifique por completo.

3. **Agregue aceite esencial de lavanda:** Una vez que se enfríe un poco, agregue el aceite esencial de lavanda para obtener una fragancia relajante. Ajusta el número de gotas según tus preferencias.

4. **Mezclar bien:** Mezcle bien los ingredientes para garantizar una distribución uniforme de los aceites y la fragancia.

5. **Transfiera al frasco:** Vierta el bálsamo líquido en un frasco o recipiente limpio y hermético.

6. **Enfriar y solidificar:** Deje que el bálsamo corporal se enfríe y solidifique a temperatura ambiente o en el refrigerador.

7. **Aplicación:** Toma una pequeña cantidad del bálsamo y masajéalo en tu cuerpo, prestando especial atención a las áreas secas.

8. **Úselo después del baño o la ducha:** Para obtener mejores resultados, aplique el bálsamo corporal sobre la piel húmeda después del baño o la ducha para retener la humedad.

9. **Frecuencia: Use** este bálsamo corporal ultra hidratante de manteca de karité y aceite de ricino según sea necesario para mantener su piel profundamente nutrida e hidratada.

Manteca corporal calmante de manteca de illipe y aceite de ricino

Ingredientes:

1. **Manteca de Illipe (1/2 taza):** La manteca de Illipe es rica en ácidos grasos y promueve una hidratación profunda, dejando la piel suave y flexible.

2. **Aceite de ricino (1/4 taza):** El aceite de ricino agrega nutrición adicional y ayuda a retener la humedad en la piel.

3. **Aceite de jojoba (1/4 taza):** El aceite de jojoba se asemeja mucho a los aceites naturales de la piel, proporcionando hidratación sin sensación grasosa.

4. **Aceite esencial de manzanilla (10 gotas):** El aceite de manzanilla tiene propiedades calmantes, por lo que es ideal para calmar y reconfortar la piel.

Instrucciones:

1. **Combine los aceites base:** En una botella de vidrio oscuro, mezcle el aceite de ricino, el aceite de almendras dulces y el aceite de semilla de uva. Estos aceites crean una base nutritiva para el aceite corporal.

2. **Agregue aceite esencial de gálbano:** Incorpore las gotas de aceite esencial de gálbano a la mezcla. Agite suavemente la botella para asegurarse de que los aceites estén bien mezclados.

3. **Prueba de parche:** Antes de aplicar el aceite corporal en la piel, realice una prueba de parche en un área pequeña para asegurarse de que no haya reacciones adversas.

4. **Aplicación:** Dispense una pequeña cantidad de aceite corporal en las palmas de las manos y masajee en su cuerpo, centrándose en las áreas que necesitan un cuidado adicional.

5. **Úselo después del baño o la ducha:** Para obtener mejores resultados, aplique el aceite corporal sobre la piel húmeda después del baño o la ducha para retener la humedad.

6. **Disfruta del aroma:** Tómate un momento para disfrutar del aroma refrescante y revitalizante del aceite esencial de gálbano mientras aplicas el aceite corporal.

7. **Frecuencia:** Use este aceite corporal revitalizante de gálbano y aceite de ricino como parte de su rutina diaria de cuidado corporal para promover la hidratación de la piel y una sensación de renovación.

Gel Corporal Hidratante de Mucílago de Linaza y Aceite de Ricino

Ingredientes:

1. **Mucílago de linaza (1/2 taza):** El mucílago de linaza es rico en ácidos grasos omega-3 y tiene propiedades hidratantes para la piel.

2. **Aceite de ricino (1/4 taza):** El aceite de ricino proporciona una hidratación profunda y ayuda a mantener la elasticidad de la piel.

3. **Aceite de argán (1/4 taza):** El aceite de argán es rico en vitaminas y antioxidantes, lo que contribuye a la salud general de la piel.

4. **Aceite esencial de lavanda (10 gotas):** El aceite de lavanda agrega una fragancia calmante y calmante al gel corporal.

Instrucciones:

1. **Prepare el mucílago de linaza:** Para hacer mucílago de linaza, hierva las semillas de lino en agua hasta que adquiera una consistencia gelatinosa. Colar para obtener el mucílago.

2. **Combine los ingredientes:** En un tazón, mezcle el mucílago de linaza, el aceite de ricino, el aceite de argán y el aceite esencial de lavanda hasta que estén bien combinados.

3. **Ajuste la consistencia:** Si es necesario, ajuste la proporción

de mucílago de linaza para lograr la consistencia gelatinosa deseada.

4. **Transferir al recipiente:** Vierta el gel corporal en un recipiente limpio y hermético o en una botella con dosificador.

5. **Aplicación:** Dispensar una pequeña cantidad del gel corporal y masajearlo sobre su cuerpo, centrándose en las áreas que necesitan hidratación.

6. **Úselo después del baño o la ducha:** Para obtener mejores resultados, aplique el gel corporal sobre la piel húmeda después del baño o la ducha para retener la humedad.

7. **Disfrute de la fragancia:** Permita que el aroma calmante del aceite esencial de lavanda mejore su experiencia sensorial durante la aplicación.

8. **Frecuencia:** Use este gel corporal hidratante de mucílago de linaza y aceite de ricino diariamente o según sea necesario para mantener la hidratación de la piel y promover un efecto calmante.

Crema Corporal Nutritiva de Manteca de Murumuru y Aceite de Ricino

Ingredientes:

1. **Manteca de Murumuru (1/2 taza):** La manteca de Murumuru es rica en ácidos grasos, promoviendo una hidratación profunda y mejorando la textura de la piel.

2. **Aceite de ricino (1/4 de taza):** El aceite de ricino proporciona hidratación adicional y ayuda a conservar la elasticidad de la piel.

3. **Aceite de coco (1/4 taza):** El aceite de coco agrega una textura ligera y mejora las propiedades nutritivas generales de la crema corporal.

4. **Aceite esencial de Ylang Ylang (10 gotas):** El aceite de ylang ylang agrega una dulce fragancia floral y se cree que tiene efectos calmantes en la piel.

Instrucciones:

1. **Derrita la manteca de karité y los aceites:** En una caldera doble o en un recipiente resistente al calor sobre agua hirviendo, derrita la manteca de karité, el aceite de ricino y el aceite de jojoba hasta que formen un líquido.

2. **Deje enfriar un poco:** Deje que la mezcla derretida se enfríe un poco, pero no se solidifique por completo.

3. **Agregue aceite esencial de tagetes:** Una vez que se enfríe un poco, agregue el aceite esencial de tagetes para obtener una fragancia dulce y cítrica. Mezclar bien.

4. **Mezcle bien:** Use una batidora de mano o un batidor para mezclar bien los ingredientes, asegurando una consistencia suave y cremosa.

5. **Transfiera al frasco:** Vierta el bálsamo corporal en un frasco o recipiente limpio y hermético.

6. **Deje enfriar y fijar:** Deje que el bálsamo corporal se enfríe y se asiente a temperatura ambiente o en el refrigerador.

7. **Aplicación:** Toma una pequeña cantidad del bálsamo corporal y masajéalo sobre tu cuerpo, concentrándote en las áreas que necesitan un cuidado adicional.

8. **Úselo después del baño o la ducha:** Para obtener mejores resultados, aplique el bálsamo corporal sobre la piel húmeda después del baño o la ducha para retener la humedad.

9. **Disfrute del aroma:** Deje que el aroma dulce y cítrico del aceite de tagetes mejore su experiencia sensorial durante la aplicación.

10. **Frecuencia:** Use este bálsamo corporal calmante de aceite de tagetes y aceite de ricino según sea necesario para mantener la hidratación de la piel y disfrutar de sus efectos calmantes.

Loción corporal relajante de aceite de lavanda y aceite de ricino para dormir

Ingredientes:

1. **Aceite de ricino (1/2 taza):** El aceite de ricino proporciona una hidratación profunda, promoviendo una piel suave y flexible.

2. **Manteca de cacao (1/4 taza):** La manteca de cacao es rica en antioxidantes y agrega una sensación lujosa, nutriendo la piel.

3. **Aceite de almendras dulces (1/4 taza):** El aceite de almendras dulces es liviano y de fácil absorción, lo que contribuye a la hidratación general de la piel.

4. **Aceite esencial de lavanda (15 gotas):** El aceite de lavanda es conocido por sus propiedades calmantes y relajantes, promoviendo un sueño tranquilo.

Instrucciones:

1. **Derrita la manteca de cacao y los aceites:** En una caldera doble o en un recipiente resistente al calor sobre agua hirviendo, derrita la manteca de cacao, el aceite de ricino y el aceite de almendras dulces hasta que formen un líquido.

2. **Deje enfriar un poco:** Deje que la mezcla derretida se enfríe un poco, pero no se solidifique por completo.

3. **Agregue aceite esencial de lavanda:** Una vez que se enfríe un poco, agregue el aceite esencial de lavanda para obtener una fragancia relajante e inductora del sueño. Mezclar bien.

4. **Mezcle bien:** Use una batidora de mano o un batidor para mezclar bien los ingredientes, asegurando una consistencia suave y cremosa.

5. **Transferir al frasco:** Vierta la loción corporal en un frasco o recipiente limpio y hermético.

6. **Deje enfriar y fijar:** Deje que la loción corporal se enfríe y se asiente a temperatura ambiente o en el refrigerador.

7. **Aplicación:** Antes de acostarse, aplique una cantidad generosa de la loción corporal en su cuerpo, centrándose en las áreas que se benefician de la hidratación adicional.

8. **Rutina relajante antes de acostarse:** Incorpore la aplicación de esta loción corporal en su rutina nocturna como un ritual calmante antes de dormir.

9. **Disfrute de un sueño tranquilo:** Permita que el aroma relajante de la lavanda ayude a crear una atmósfera tranquila, contribuyendo a una noche de sueño reparador.

10. **Frecuencia:** Use esta loción corporal relajante de aceite de lavanda y aceite de ricino como parte de su rutina antes de acostarse para promover la relajación y mejorar la calidad general de su sueño.

Exfoliante corporal revitalizante de aceite de naranja y aceite de ricino para energizar por la mañana

Ingredientes:

1. **Aceite de ricino (1/2 taza):** El aceite de ricino proporciona una hidratación profunda, dejando la piel suave e hidratada.

2. **Aceite de coco (1/4 taza):** El aceite de coco agrega una textura ligera y mejora las propiedades nutritivas generales del exfoliante corporal.

3. **Azúcar granulada (1/2 taza):** El azúcar granulada proporciona una exfoliación suave, eliminando las células muertas de la piel para una tez más suave.

4. **Aceite Esencial de Naranja (15 gotas):** El aceite de naranja tiene una fragancia refrescante y tonificante, revitalizando los sentidos por la mañana.

Instrucciones:

1. **Derretir el aceite de coco:** En un recipiente apto para microondas, derrita el aceite de coco hasta que se convierta en líquido.

2. **Combine los ingredientes:** En un tazón, combine el aceite de coco derretido, el aceite de ricino, el azúcar granulada y el aceite esencial de naranja. Mezcle bien hasta lograr un exfoliante consistente.

3. **Prueba de consistencia:** Ajusta las proporciones de azúcar y aceite si es necesario hasta lograr un exfoliante con una consistencia espesa y untable.

4. **Transfiera al recipiente:** Vierta el exfoliante corporal en un frasco o recipiente limpio y hermético.

5. **Enfriar y fijar:** Deje que el exfoliante corporal se enfríe y se asiente a temperatura ambiente.

6. **Aplicación:** Por la mañana, tomar una pequeña cantidad del exfoliante corporal y masajearlo sobre la piel húmeda con suaves movimientos circulares. Concéntrese en las áreas que necesitan revitalización.

7. **Enjuague:** Enjuague bien el exfoliante con agua tibia, dejando su piel con una sensación de frescura.

8. **Secar:** Sécate suavemente la piel con una toalla. Evite frotar con demasiada fuerza para permitir que los aceites permanezcan en su piel.

9. **Disfruta del aroma:** Deja que el aroma vigorizante del aceite esencial de naranja despierte tus sentidos y te prepare para el día que tienes por delante.

10. **Frecuencia:** Use este exfoliante corporal revitalizante de aceite de naranja y aceite de ricino varias veces a la semana por la mañana para comenzar el día con una piel fresca y energizada.

Loción corporal calmante de leche de avena y aceite de ricino

Ingredientes:

1. **Aceite de ricino (1/2 taza):** El aceite de ricino proporciona una hidratación profunda, promoviendo una piel suave y flexible.

2. **Leche de avena (1/4 taza):** La leche de avena es calmante y nutritiva, conocida por sus efectos calmantes en la piel.

3. **Manteca de karité (1/4 taza):** La manteca de karité es rica en ácidos grasos y vitaminas, lo que contribuye a una hidratación y nutrición intensas.

4. **Extracto de vainilla (1 cucharadita):** El extracto de vainilla agrega un aroma dulce, mejorando la experiencia sensorial general.

Instrucciones:

1. **Derrita la manteca de karité y los aceites:** En una caldera doble o en un recipiente resistente al calor sobre agua hirviendo, derrita la manteca de karité y el aceite de ricino hasta que formen un líquido.

2. **Deje enfriar un poco:** Deje que la mezcla derretida se enfríe un poco, pero no se solidifique por completo.

3. **Agregue leche de avena y extracto de vainilla:** Una vez que se enfríe un poco, agregue la leche de avena y el extracto

de vainilla. Mezclar bien para incorporar todos los ingredientes.

4. **Mezcle bien:** Use una batidora de mano o un batidor para mezclar bien los ingredientes, asegurando una consistencia suave y cremosa.

5. **Transferir al frasco:** Vierta la loción corporal en un frasco o recipiente limpio y hermético.

6. **Deje enfriar y fijar:** Deje que la loción corporal se enfríe y se asiente a temperatura ambiente o en el refrigerador.

7. **Aplicación:** Después de un baño o ducha, aplique una cantidad generosa de la loción corporal en su cuerpo, centrándose en las áreas que necesitan cuidado adicional.

8. **Disfruta del aroma:** Deja que el dulce aroma de la vainilla y las propiedades calmantes de la leche de avena envuelvan tus sentidos.

9. **Frecuencia:** Use esta loción corporal calmante de leche de avena y aceite de ricino diariamente para mantener su piel profundamente hidratada, suave y delicadamente perfumada.

Aceite corporal nutritivo de onagra y aceite de ricino

Ingredientes:

1. **Aceite de ricino (1/2 taza):** El aceite de ricino proporciona una hidratación profunda, promoviendo una piel suave y flexible.

2. **Aceite de onagra (1/4 taza):** El aceite de onagra es rico en ácido gamma-linolénico, conocido por sus propiedades nutritivas y calmantes para la piel.

3. **Aceite de jojoba (1/4 taza):** El aceite de jojoba se parece mucho a los aceites naturales de la piel, ofreciendo hidratación adicional sin sensación grasosa.

4. **Aceite esencial de lavanda (10 gotas):** El aceite de lavanda agrega una fragancia calmante y complementa los efectos calmantes generales del aceite de onagra.

Instrucciones:

1. **Combine los aceites base:** En una botella de vidrio oscuro, mezcle el aceite de ricino, el aceite de onagra y el aceite de jojoba. Estos aceites crean una base nutritiva para el aceite corporal.

2. **Agregue aceite esencial de lavanda:** Incorpore las gotas de aceite esencial de lavanda a la mezcla. Agite suavemente la botella para asegurarse de que los aceites estén bien mezclados.

3. **Prueba de parche: Antes de** aplicar el aceite corporal en la piel, realice una prueba de parche en un área pequeña para asegurarse de que no haya reacciones adversas.

4. **Aplicación:** Dispense una pequeña cantidad de aceite corporal en las palmas de las manos y masajee en su cuerpo, centrándose en las áreas que necesitan un cuidado adicional.

5. **Úselo después del baño o la ducha:** Para obtener mejores resultados, aplique el aceite corporal sobre la piel húmeda después del baño o la ducha para retener la humedad.

6. **Disfruta de la fragancia:** Tómate un momento para disfrutar del aroma calmante del aceite esencial de lavanda mientras aplicas el aceite corporal.

7. **Frecuencia:** Use este aceite corporal nutritivo de onagra y aceite de ricino como parte de su rutina diaria de cuidado corporal para promover la hidratación de la piel y una sensación de tranquilidad.

Este aceite corporal combina los beneficios hidratantes del aceite de ricino, el aceite de onagra y el aceite de jojoba con las propiedades calmantes del aceite esencial de lavanda. Mima tu piel con esta mezcla aromática para dejarla profundamente nutrida, hidratada y delicadamente perfumada.

Manteca corporal hidratante de aceite de semilla de calabaza y aceite de ricino

Ingredientes:

1. **Aceite de ricino (1/2 taza):** El aceite de ricino proporciona una hidratación profunda, dejando la piel suave e hidratada.

2. **Aceite de semilla de calabaza (1/4 taza):** El aceite de semilla de calabaza es rico en antioxidantes y ácidos grasos esenciales, ofreciendo beneficios nutritivos para la piel.

3. **Manteca de cacao (1/4 taza):** La manteca de cacao agrega una sensación lujosa y mejora las propiedades humectantes generales de la manteca corporal.

4. **Aceite esencial de canela (10 gotas):** El aceite de canela agrega una fragancia cálida y acogedora al tiempo que promueve una sensación de comodidad.

Instrucciones:

1. **Derrita la manteca de cacao y los aceites:** En una caldera doble o en un recipiente resistente al calor sobre agua hirviendo, derrita la manteca de cacao y el aceite de ricino hasta que formen un líquido.

2. **Deje enfriar un poco:** Deje que la mezcla derretida se enfríe un poco, pero no se solidifique por completo.

3. **Agregue aceite de semilla de calabaza y aceite esencial

de canela: Una vez que se enfríe un poco, agregue el aceite de semilla de calabaza y el aceite esencial de canela. Mezclar bien para incorporar todos los ingredientes.

4. **Mezcle bien:** Use una batidora de mano o un batidor para mezclar bien los ingredientes, asegurando una consistencia suave y cremosa.

5. **Transfiera al frasco:** Vierta la manteca corporal en un frasco o recipiente limpio y hermético.

6. **Deje enfriar y fijar:** Deje que la manteca corporal se enfríe y se asiente a temperatura ambiente o en el refrigerador.

7. **Aplicación:** Después del baño o la ducha, aplicar una pequeña cantidad de manteca corporal sobre la piel, masajeando suavemente para una óptima absorción.

8. **Disfrute del aroma:** Deje que el aroma cálido y acogedor del aceite esencial de canela cree una atmósfera reconfortante durante la aplicación.

9. **Frecuencia:** Use esta manteca corporal hidratante de aceite de semilla de calabaza y aceite de ricino con regularidad para mantener su piel profundamente hidratada, suave y agradablemente perfumada.

Exfoliante corporal revitalizante de aceite de naranja y aceite de ricino para energizar por la mañana

Ingredientes:

1. **Aceite de ricino (1/2 taza):** El aceite de ricino proporciona una hidratación profunda, dejando la piel suave e hidratada.

2. **Aceite de coco (1/4 taza):** El aceite de coco agrega una textura ligera y mejora las propiedades nutritivas generales del exfoliante corporal.

3. **Azúcar granulada (1/2 taza):** El azúcar granulada proporciona una exfoliación suave, eliminando las células muertas de la piel para una tez más suave.

4. **Aceite Esencial de Naranja (15 gotas):** El aceite de naranja tiene una fragancia refrescante y tonificante, revitalizando los sentidos por la mañana.

Instrucciones:

1. **Derretir el aceite de coco:** En un recipiente apto para microondas, derrita el aceite de coco hasta que se convierta en líquido.

2. **Combine los ingredientes:** En un tazón, combine el aceite de coco derretido, el aceite de ricino, el azúcar granulada y el aceite esencial de naranja. Mezcle bien hasta lograr un exfoliante consistente.

3. **Prueba de consistencia:** Ajusta las proporciones de azúcar y aceite si es necesario hasta lograr un exfoliante con una consistencia espesa y untable.

4. **Transfiera al recipiente:** Vierta el exfoliante corporal en un frasco o recipiente limpio y hermético.

5. **Enfriar y fijar:** Deje que el exfoliante corporal se enfríe y se asiente a temperatura ambiente.

6. **Aplicación:** Por la mañana, tomar una pequeña cantidad del exfoliante corporal y masajearlo sobre la piel húmeda con suaves movimientos circulares. Concéntrese en las áreas que necesitan revitalización.

7. **Enjuague:** Enjuague bien el exfoliante con agua tibia, dejando su piel con una sensación de frescura.

8. **Secar:** Sécate suavemente la piel con una toalla. Evite frotar con demasiada fuerza para permitir que los aceites permanezcan en su piel.

9. **Disfruta del aroma:** Deja que el aroma vigorizante del aceite esencial de naranja despierte tus sentidos y te prepare para el día que tienes por delante.

10. **Frecuencia:** Use este exfoliante corporal revitalizante de aceite de naranja y aceite de ricino varias veces a la semana por la mañana para comenzar el día con una piel fresca y energizada.

Loción corporal calmante de leche de avena y aceite de ricino

Ingredientes:

1. **Aceite de ricino (1/2 taza):** El aceite de ricino proporciona una hidratación profunda, promoviendo una piel suave y flexible.

2. **Leche de avena (1/4 taza):** La leche de avena es calmante y nutritiva, conocida por sus efectos calmantes en la piel.

3. **Manteca de karité (1/4 taza): La** manteca de karité es rica en ácidos grasos y vitaminas, lo que contribuye a una hidratación y nutrición intensas.

4. **Extracto de vainilla (1 cucharadita):** El extracto de vainilla agrega un aroma dulce, mejorando la experiencia sensorial general.

Instrucciones:

1. **Derrita la manteca de karité y los aceites:** En una caldera doble o en un recipiente resistente al calor sobre agua hirviendo, derrita la manteca de karité y el aceite de ricino hasta que formen un líquido.

2. **Deje enfriar un poco:** Deje que la mezcla derretida se enfríe un poco, pero no se solidifique por completo.

3. **Agregue leche de avena y extracto de vainilla:** Una vez que se enfríe un poco, agregue la leche de avena y el extracto

de vainilla. Mezclar bien para incorporar todos los ingredientes.

4. **Mezcle bien:** Use una batidora de mano o un batidor para mezclar bien los ingredientes, asegurando una consistencia suave y cremosa.

5. **Transferir al frasco:** Vierta la loción corporal en un frasco o recipiente limpio y hermético.

6. **Deje enfriar y fijar:** Deje que la loción corporal se enfríe y se asiente a temperatura ambiente o en el refrigerador.

7. **Aplicación:** Después de un baño o ducha, aplique una cantidad generosa de la loción corporal en su cuerpo, centrándose en las áreas que necesitan cuidado adicional.

8. **Disfruta del aroma:** Deja que el dulce aroma de la vainilla y las propiedades calmantes de la leche de avena envuelvan tus sentidos.

9. **Frecuencia:** Use esta loción corporal calmante de leche de avena y aceite de ricino diariamente para mantener su piel profundamente hidratada, suave y delicadamente perfumada.

Aceite corporal nutritivo de onagra y aceite de ricino

Ingredientes:

1. **Aceite de ricino (1/2 taza):** El aceite de ricino proporciona una hidratación profunda, promoviendo una piel suave y flexible.

2. **Aceite de onagra (1/4 taza):** El aceite de onagra es rico en ácido gamma-linolénico, conocido por sus propiedades nutritivas y calmantes para la piel.

3. **Aceite de jojoba (1/4 taza):** El aceite de jojoba se parece mucho a los aceites naturales de la piel, ofreciendo hidratación adicional sin sensación grasosa.

4. **Aceite esencial de lavanda (10 gotas):** El aceite de lavanda agrega una fragancia calmante y complementa los efectos calmantes generales del aceite de onagra.

Instrucciones:

1. **Combine los aceites base:** En una botella de vidrio oscuro, mezcle el aceite de ricino, el aceite de onagra y el aceite de jojoba. Estos aceites crean una base nutritiva para el aceite corporal.

2. **Agregue aceite esencial de lavanda:** Incorpore las gotas de aceite esencial de lavanda a la mezcla. Agite suavemente la botella para asegurarse de que los aceites estén bien mezclados.

3. **Prueba de parche: Antes de** aplicar el aceite corporal en la piel, realice una prueba de parche en un área pequeña para asegurarse de que no haya reacciones adversas.

4. **Aplicación:** Dispense una pequeña cantidad de aceite corporal en las palmas de las manos y masajee en su cuerpo, centrándose en las áreas que necesitan un cuidado adicional.

5. **Úselo después del baño o la ducha:** Para obtener mejores resultados, aplique el aceite corporal sobre la piel húmeda después del baño o la ducha para retener la humedad.

6. **Disfruta de la fragancia:** Tómate un momento para disfrutar del aroma calmante del aceite esencial de lavanda mientras aplicas el aceite corporal.

7. **Frecuencia:** Use este aceite corporal nutritivo de onagra y aceite de ricino como parte de su rutina diaria de cuidado corporal para promover la hidratación de la piel y una sensación de tranquilidad.

Este aceite corporal combina los beneficios hidratantes del aceite de ricino, el aceite de onagra y el aceite de jojoba con las propiedades calmantes del aceite esencial de lavanda. Mima tu piel con esta mezcla aromática para dejarla profundamente nutrida, hidratada y delicadamente perfumada.

Manteca corporal hidratante de aceite de semilla de calabaza y aceite de ricino

Ingredientes:

1. **Aceite de ricino (1/2 taza):** El aceite de ricino proporciona una hidratación profunda, dejando la piel suave e hidratada.

2. **Aceite de semilla de calabaza (1/4 taza):** El aceite de semilla de calabaza es rico en antioxidantes y ácidos grasos esenciales, ofreciendo beneficios nutritivos para la piel.

3. **Manteca de cacao (1/4 taza):** La manteca de cacao agrega una sensación lujosa y mejora las propiedades humectantes generales de la manteca corporal.

4. **Aceite esencial de canela (10 gotas):** El aceite de canela agrega una fragancia cálida y acogedora al tiempo que promueve una sensación de comodidad.

Instrucciones:

1. **Derrita la manteca de karité y los aceites:** En una caldera doble o en un recipiente resistente al calor sobre agua hirviendo, derrita la manteca de karité y el aceite de ricino hasta que formen un líquido.

2. **Deje enfriar un poco:** Deje que la mezcla derretida se enfríe un poco, pero no se solidifique por completo.

3. **Agregue aceite de almendras dulces y aceite esencial de bálsamo de limón:** Una vez que se enfríe un poco, agregue el aceite de almendras dulces y el aceite esencial de bálsamo de limón. Mezclar bien para incorporar todos los ingredientes.

4. **Mezcle bien:** Use una batidora de mano o un batidor para mezclar bien los ingredientes, asegurando una consistencia suave y cremosa.

5. **Transferir al frasco:** Vierta la loción corporal en un frasco o recipiente limpio y hermético.

6. **Deje enfriar y fijar:** Deje que la loción corporal se enfríe y se asiente a temperatura ambiente o en el refrigerador.

7. **Aplicación:** Después de un baño o ducha, aplique una cantidad generosa de la loción corporal en su cuerpo, centrándose en las áreas que necesitan cuidado adicional.

8. **Disfruta del aroma: Deja** que el refrescante aroma del aceite esencial de bálsamo de limón te levante el ánimo y cree una atmósfera positiva.

9. **Frecuencia:** Use este aceite esencial de bálsamo de limón y loción corporal de aceite de ricino a diario para mantener su piel profundamente hidratada y disfrutar de los efectos positivos en su estado de ánimo.

Capítulo 7: Recetas para el cuidado del cabello

El aceite de ricino, un elixir versátil, actúa como acondicionador natural, promoviendo la hidratación y fortaleciendo los folículos pilosos. A medida que nos adentramos en el encantador mundo de estos brebajes de aceite de ricino, te encontrarás inmerso en los lujosos aromas de los aceites esenciales y la saludable aceptación de ingredientes naturales. Cada receta es un testimonio de la creencia de que el cuidado personal es un arte, y tu cabello merece nada menos que los mejores ingredientes que la naturaleza tiene para ofrecer. Ya sea que estés buscando mechones voluminosos, un tratamiento calmante para el cuero cabelludo o un remedio para las puntas dañadas, deja que este capítulo sea tu guía. Transforma tu rutina de cuidado del cabello en un ritual de amor propio y deja que la alquimia del aceite de ricino insufle nueva vida a tus mechones. Prepárate para presenciar la magia mientras tu cabello se convierte en un testimonio de las maravillas naturales que se encuentran en las páginas de este capítulo.

Capítulo 8: Recetas para cabello graso

Exfoliante Revitalizante de Ricino y Cítricos

Ingredientes:

1. **Aceite de ricino (1 cucharada):** La base de este exfoliante, el aceite de ricino, aporta hidratación a la vez que favorece una exfoliación suave.

2. **Azúcar fina (2 cucharadas):** El azúcar sirve como exfoliante natural, ayudando a eliminar las células muertas de la piel y revelar una tez más brillante.

3. **Jugo de limón (1 cucharada):** Repleto de vitamina C, el jugo de limón ayuda a aclarar las manchas oscuras, promoviendo un tono de piel uniforme.

4. **Aceite esencial de naranja dulce (5 gotas):** El aroma estimulante del aceite esencial de naranja dulce agrega un elemento refrescante y vigorizante al exfoliante.

5. **Extracto de vainilla (1/2 cucharadita):** La vainilla no solo proporciona un aroma delicioso, sino que también contiene antioxidantes que pueden calmar y calmar la piel.

Instrucciones:

1. **Combine los ingredientes:** En un tazón, mezcle el aceite de ricino, el azúcar fina, el jugo de limón, el aceite esencial de naranja dulce y el extracto de vainilla. Revuelva bien hasta que los ingredientes formen un exfoliante cohesivo.

2. **Prueba de parche:** Antes de aplicar el exfoliante en la cara, realice una prueba de parche en un área pequeña de la piel para garantizar la compatibilidad, especialmente si tiene la piel sensible.

3. **Aplicación:** Masajear suavemente el exfoliante sobre el rostro limpio y húmedo con movimientos circulares. Concéntrese en las áreas que pueden necesitar exfoliación adicional, como la nariz y la frente.

4. **Deje reposar:** Deje que el exfoliante se asiente en su piel durante unos minutos para permitir que las propiedades beneficiosas de los ingredientes hagan su magia.

5. **Enjuague:** Enjuague su rostro con agua tibia, asegurándose

de eliminar todos los rastros del exfoliante. Sécate la cara con una toalla limpia.

6. **Sigue con** la crema hidratante: Termina tu rutina de cuidado de la piel aplicando tu crema hidratante favorita para mantener tu piel hidratada después de la exfoliación.

7. **Frecuencia:** Utiliza este exfoliante revitalizante de cítricos y ricino una o dos veces por semana para mantener una piel suave y rejuvenecida.

Mascarilla Capilar Equilibrante de Aceite de Ricino y Aceite de Semilla Negra para Cabello Graso

Ingredientes:

1. **Aceite de ricino (2 cucharadas):** El aceite de ricino ayuda a hidratar el cabello y el cuero cabelludo mientras regula la producción de grasa.

2. **Aceite de semilla negra (1 cucharada):** El aceite de semilla negra tiene propiedades antimicrobianas y ayuda a equilibrar la producción de grasa en el cuero cabelludo.

3. **Vinagre de sidra de manzana (1 cucharada):** El vinagre de sidra de manzana ayuda a eliminar el exceso de grasa, la acumulación de productos y restaura el equilibrio del pH del cuero cabelludo.

4. **Jugo de limón (1 cucharada):** El jugo de limón ayuda a controlar la grasa y agrega un aroma refrescante.

5. **Gel de aloe vera (1 cucharada):** El aloe vera calma el cuero cabelludo, equilibra la grasa y promueve la salud general del cuero cabelludo.

Instrucciones:

1. **Mezcla de los ingredientes:** En un tazón, combine el aceite de ricino, el aceite de semilla negra, el vinagre de sidra de manzana, el jugo de limón y el gel de aloe vera. Mezclar bien

hasta lograr una consistencia suave.

2. **Aplicación:** Divide tu cabello en secciones y aplica la mezcla en el cuero cabelludo y el cabello, enfocándote en las raíces. Usa un cepillo o las yemas de los dedos para distribuir uniformemente la mascarilla.

3. **Masaje:** Masajea suavemente la mascarilla en el cuero cabelludo con movimientos circulares. Esto estimula la circulación sanguínea y asegura una distribución uniforme.

4. **Longitud del cabello:** Si tienes el cabello graso, concéntrate más en las raíces y la mitad de tu cabello. Evite aplicar demasiado en las puntas.

5. **Sin enjuague:** Deja actuar la mascarilla durante unos 30 minutos para permitir que los ingredientes actúen en el cuero cabelludo y el cabello. Puedes cubrir tu cabello con un gorro de ducha para una mejor absorción.

6. **Enjuague:** Enjuague bien su cabello con agua tibia. Puede usar un champú suave sin sulfatos si es necesario.

7. **Acondicionamiento (opcional):** Dependiendo de tu tipo de cabello, puedes seguir con un acondicionador ligero, pero evita aplicarlo en el cuero cabelludo.

8. **Frecuencia:** Use esta mascarilla una vez a la semana o según sea necesario para ayudar a equilibrar la producción de grasa y mantener un cuero cabelludo saludable.

Mascarilla Capilar Clarificante de Aceite de Ricino y Aceite de Jojoba para Cabello Graso

Ingredientes:

1. **Aceite de ricino (2 cucharadas):** El aceite de ricino ayuda a controlar el exceso de producción de grasa en el cuero cabelludo.

2. **Aceite de jojoba (1 cucharada):** El aceite de jojoba imita los aceites naturales del cuero cabelludo, proporcionando equilibrio sin promover el exceso de grasa.

3. **Jugo de limón (2 cucharadas):** El jugo de limón ayuda a eliminar el exceso de aceite y agrega un aroma refrescante.

4. **Aceite esencial de árbol de té (5 gotas):** El aceite de árbol de té tiene propiedades antimicrobianas que ayudan a combatir la grasa y a mantener un cuero cabelludo sano.

5. **Gel de Aloe Vera (1 cucharada):** El aloe vera calma el cuero cabelludo y aporta hidratación sin añadir pesadez.

Instrucciones:

1. **Mezclar los ingredientes:** En un tazón, combine el aceite de ricino, el aceite de jojoba, el jugo de limón, el aceite esencial de árbol de té y el gel de aloe vera. Revuelva bien para asegurarse de que todos los ingredientes estén bien mezclados.

2. **Aplicación:** Divide tu cabello en secciones y aplica la mezcla

en el cuero cabelludo y el cabello, enfocándote en las raíces. Usa un cepillo o las yemas de los dedos para distribuir uniformemente la mascarilla.

3. **Masaje:** Masajea suavemente la mascarilla en el cuero cabelludo con movimientos circulares. Esto ayuda a estimular la circulación sanguínea y asegura una aplicación uniforme.

4. **Longitud del cabello:** Enfoca la aplicación en las raíces y los medios de tu cabello. Evita aplicar demasiado en las puntas, sobre todo si tienden a estar más secas.

5. **Sin aclarado:** Deje la mascarilla puesta durante unos 20-30 minutos. Puedes cubrir tu cabello con un gorro de ducha para una mejor absorción.

6. **Enjuague:** Enjuague bien su cabello con agua tibia. Puede usar un champú suave sin sulfatos si es necesario.

7. **Acondicionamiento (opcional):** Dependiendo de tu tipo de cabello, puedes seguir con un acondicionador ligero, pero evita aplicarlo en el cuero cabelludo.

8. **Frecuencia:** Use esta mascarilla una vez a la semana o según sea necesario para ayudar a controlar la grasa y mantener un cuero cabelludo saludable.

Mascarilla Capilar Purificante de Aceite de Ricino y Aceite de Enebro para Cabello Graso

Ingredientes:

1. **Aceite de ricino (2 cucharadas):** El aceite de ricino ayuda a controlar el exceso de producción de grasa en el cuero cabelludo.

2. **Aceite de jojoba (1 cucharada):** El aceite de jojoba equilibra la grasa sin agregar peso adicional al cabello.

3. **Aceite esencial de enebro (7 gotas):** El aceite de enebro tiene propiedades astringentes que ayudan a purificar el cuero cabelludo y regular la producción de grasa.

4. **Jugo de limón (1 cucharada):** El jugo de limón elimina el exceso de aceite y agrega un aroma refrescante.

5. **Gel de Aloe Vera (1 cucharada):** El aloe vera calma el cuero cabelludo y aporta hidratación sin engrasar el cabello.

Instrucciones:

1. **Mezclar los ingredientes:** En un tazón, combine el aceite de ricino, el aceite de jojoba, el aceite esencial de árbol de té, el jugo de limón y el gel de aloe vera. Revuelva bien para asegurarse de que todos los ingredientes estén bien mezclados.

2. **Aplicación:** Divide tu cabello en secciones y aplica la mezcla

en el cuero cabelludo y las raíces, enfocándote en las áreas propensas a la grasa. Use un cepillo o las yemas de los dedos para distribuir uniformemente el tratamiento.

3. **Masaje:** Masajear suavemente el cuero cabelludo con movimientos circulares para estimular la circulación sanguínea y asegurar una absorción uniforme.

4. **Sin aclarado:** Dejar actuar el tratamiento durante unos 20-30 minutos. Puedes cubrir tu cabello con un gorro de ducha para una mejor penetración.

5. **Enjuague:** Enjuague bien su cabello con agua tibia. Puede usar un champú suave sin sulfatos si es necesario.

6. **Acondicionamiento (opcional):** Dependiendo de tu tipo de cabello, puedes seguir con un acondicionador ligero, pero evita aplicarlo en el cuero cabelludo.

7. **Frecuencia:** Use este tratamiento una vez a la semana o según sea necesario para ayudar a equilibrar la producción de grasa y mantener un cuero cabelludo saludable.

Tratamiento revitalizante del cuero cabelludo con aceite de ricino y aceite esencial de romero para cabello graso

Ingredientes:

1. **Aceite de ricino (2 cucharadas):** El aceite de ricino ayuda a controlar el exceso de producción de grasa en el cuero cabelludo.

2. **Aceite de semilla de uva (1 cucharada):** El aceite de semilla de uva es liviano y ayuda a equilibrar la grasa sin apelmazar el cabello.

3. **Aceite esencial de romero (8 gotas):** El aceite de romero promueve la salud del cuero cabelludo, regula la producción de aceite y agrega una fragancia refrescante.

4. **Jugo de limón (1 cucharada):** El jugo de limón elimina el exceso de aceite y agrega un aroma revitalizante.

5. **Gel de aloe vera (1 cucharada):** El aloe vera calma el cuero cabelludo, proporciona hidratación y mantiene un equilibrio saludable.

Instrucciones:

1. **Mezcla de los ingredientes:** En un tazón, combine el aceite de ricino, el aceite de jojoba, el aceite esencial de ortiga, el jugo de limón y el gel de aloe vera. Revuelva bien para asegurarse de que todos los ingredientes estén bien mezclados.

2. **Aplicación:** Divide tu cabello en secciones y aplica la mezcla en el cuero cabelludo y las raíces, enfocándote en las áreas propensas a la grasa. Use un cepillo o las yemas de los dedos para distribuir uniformemente el tratamiento.

3. **Masaje:** Masajear suavemente el cuero cabelludo con movimientos circulares para estimular la circulación sanguínea y asegurar una absorción uniforme.

4. **Sin aclarado:** Dejar actuar el tratamiento durante unos 20-30 minutos. Puedes cubrir tu cabello con un gorro de ducha para una mejor penetración.

5. **Enjuague:** Enjuague bien su cabello con agua tibia. Puede usar un champú suave sin sulfatos si es necesario.

6. **Acondicionamiento (opcional):** Dependiendo de tu tipo de cabello, puedes seguir con un acondicionador ligero, pero evita aplicarlo en el cuero cabelludo.

7. **Frecuencia:** Use este tratamiento una vez a la semana o según sea necesario para ayudar a regular la producción de grasa y mantener un cuero cabelludo equilibrado.

Tratamiento Purificante del Cuero Cabelludo con Aceite de Ricino y Aceite Esencial de Cedro para Cabello Graso

Ingredientes:

1. **Aceite de ricino (2 cucharadas):** El aceite de ricino ayuda a controlar el exceso de producción de grasa en el cuero cabelludo.

2. **Aceite de argán (1 cucharada):** El aceite de argán es ligero y ayuda a equilibrar la grasa sin engrasar el cabello.

3. **Aceite esencial de madera de cedro (8 gotas):** El aceite de madera de cedro tiene propiedades astringentes que pueden ayudar a regular la producción de grasa en el cuero cabelludo.

4. **Jugo de limón (1 cucharada):** El jugo de limón elimina el exceso de aceite y agrega un aroma refrescante.

5. **Gel de aloe vera (1 cucharada):** El aloe vera calma el cuero cabelludo, proporciona hidratación y ayuda a mantener un equilibrio saludable.

Instrucciones:

1. **Mezcla de los ingredientes:** En un tazón, combine el aceite de ricino, el aceite de almendras dulces, el aceite esencial de jazmín, el jugo de limón y el gel de aloe vera. Revuelva bien para asegurarse de que todos los ingredientes estén bien mezclados.

2. **Aplicación:** Divide tu cabello en secciones y aplica la mezcla en el cuero cabelludo y las raíces, enfocándote en las áreas propensas a la grasa. Use un cepillo o las yemas de los dedos para distribuir uniformemente el tratamiento.

3. **Masaje:** Masajear suavemente el cuero cabelludo con movimientos circulares para estimular la circulación sanguínea y asegurar una absorción uniforme.

4. **Sin aclarado:** Dejar actuar el tratamiento durante unos 20-30 minutos. Puedes cubrir tu cabello con un gorro de ducha para una mejor penetración.

5. **Enjuague:** Enjuague bien su cabello con agua tibia. Puede usar un champú suave sin sulfatos si es necesario.

6. **Acondicionamiento (opcional):** Dependiendo de tu tipo de cabello, puedes seguir con un acondicionador ligero, pero evita aplicarlo en el cuero cabelludo.

7. **Frecuencia:** Use este tratamiento una vez a la semana o según sea necesario para ayudar a calmar el cuero cabelludo, regular la producción de grasa y mantener un ambiente equilibrado.

Tratamiento clarificante del cuero cabelludo con aceite esencial de ricino y tomillo para cabello graso

Ingredientes:

1. **Aceite de ricino (2 cucharadas):** El aceite de ricino ayuda a controlar el exceso de producción de grasa en el cuero cabelludo.

2. **Aceite de semilla de uva (1 cucharada):** El aceite de semilla de uva es liviano y ayuda a equilibrar la grasa sin engrasar el cabello.

3. **Aceite esencial de tomillo (7 gotas):** El aceite de tomillo tiene propiedades astringentes naturales que pueden ayudar a regular la producción de grasa en el cuero cabelludo.

4. **Jugo de limón (1 cucharada):** El jugo de limón elimina el exceso de aceite y agrega un aroma refrescante.

5. **Gel de aloe vera (1 cucharada):** El aloe vera calma el cuero cabelludo, proporciona hidratación y ayuda a mantener un equilibrio saludable.

Instrucciones:

1. **Mezcla de los ingredientes:** En un tazón, combine el aceite de ricino, el aceite de semilla de uva, el aceite esencial de tomillo, el jugo de limón y el gel de aloe vera. Revuelva bien para asegurarse de que todos los ingredientes estén bien mezclados.

2. **Aplicación:** Divide tu cabello en secciones y aplica la mezcla en el cuero cabelludo y las raíces, enfocándote en las áreas propensas a la grasa. Use un cepillo o las yemas de los dedos para distribuir uniformemente el tratamiento.

3. **Masaje:** Masajear suavemente el cuero cabelludo con movimientos circulares para estimular la circulación sanguínea y asegurar una absorción uniforme.

4. **Sin aclarado:** Dejar actuar el tratamiento durante unos 20-30 minutos. Puedes cubrir tu cabello con un gorro de ducha para una mejor penetración.

5. **Enjuague:** Enjuague bien su cabello con agua tibia. Puede usar un champú suave sin sulfatos si es necesario.

6. **Acondicionamiento (opcional):** Dependiendo de tu tipo de cabello, puedes seguir con un acondicionador ligero, pero evita aplicarlo en el cuero cabelludo.

7. **Frecuencia:** Use este tratamiento una vez a la semana o según sea necesario para ayudar a aclarar el cuero cabelludo, controlar la grasa y mantener un equilibrio saludable.

Capítulo 9: Recetas para cabello seco

Mascarilla capilar nutritiva de aceite de ricino y aceite de germen de trigo para cabello seco

Ingredientes:

1. **Aceite de ricino (2 cucharadas):** El aceite de ricino proporciona una hidratación profunda y ayuda a nutrir el cabello seco.

2. **Aceite de germen de trigo (1 cucharada):** El aceite de germen de trigo es rico en vitaminas y ácidos grasos, lo que promueve la hidratación y la salud general del cabello.

3. **Leche de coco (2 cucharadas):** La leche de coco agrega nutrición adicional y ayuda a acondicionar el cabello seco.

4. **Miel (1 cucharada):** La miel es un humectante natural, que atrae y retiene la humedad en el cabello.

5. **Extracto de vainilla (1/2 cucharadita):** El extracto de vainilla agrega una fragancia agradable a la mascarilla.

Instrucciones:

1. **Mezcla de los ingredientes:** En un tazón, combine el aceite de ricino, el aceite de germen de trigo, la leche de coco, la miel y el extracto de vainilla. Mezclar bien para crear una consistencia suave y uniforme.

2. **Aplicación:** Humedece ligeramente tu cabello. Divide tu cabello en secciones y aplica la mezcla desde la raíz hasta las puntas, asegurando una cobertura uniforme.

3. **Masaje:** Masajea suavemente la mascarilla en el cabello y el cuero cabelludo para mejorar la absorción y estimular la circulación sanguínea.

4. **Envuelve el cabello:** Una vez aplicado, recoge tu cabello y asegúralo en un moño. Cubre tu cabello con un gorro de ducha o una toalla tibia para crear un efecto de bloqueo del calor.

5. **Espera:** Deja actuar la mascarilla durante al menos 30 minutos para permitir que los aceites y nutrientes penetren profundamente en el tallo del cabello.

6. **Enjuague:** Enjuague bien su cabello con agua tibia. Puedes usar un champú suave sin sulfatos si es necesario.

7. **Acondicionamiento (opcional):** Continúa con un acondicionador si lo deseas, enfocándote en los largos y las puntas de tu cabello.

8. **Enjuague final:** Para mayor brillo, termine con un enjuague final con agua fría para sellar las cutículas del cabello.

9. **Frecuencia:** Use esta mascarilla nutritiva para el cabello una vez a la semana o según sea necesario para revivir e hidratar el cabello seco.

Tratamiento capilar hidratante con aceite de ricino y aceite de enebro rojo para cabello seco

Ingredientes:

1. **Aceite de ricino (2 cucharadas):** El aceite de ricino hidrata y nutre profundamente el cabello seco.

2. **Aceite de argán (1 cucharada):** El aceite de argán es rico en nutrientes y aporta brillo a la vez que hidrata el cabello.

3. **Aceite esencial de enebro rojo (6 gotas):** El aceite de enebro rojo tiene propiedades calmantes y aporta una agradable fragancia al tratamiento.

4. **Aguacate (1/2 puré):** El aguacate es rico en aceites naturales y vitaminas, proporcionando un extra de nutrición.

5. **Miel (1 cucharada):** La miel es un humectante que atrae y retiene la humedad en el cabello.

Instrucciones:

Mezcla de los ingredientes: En un tazón, combine el aceite de ricino, el aceite de argán, el aceite esencial de enebro rojo, el puré de aguacate y la miel. Mezcle bien para crear una mezcla suave y consistente.

Aplicación: Humedece ligeramente tu cabello. Divide tu cabello en secciones y aplica la mezcla desde la raíz hasta las puntas, asegurando una cobertura uniforme.

Masaje: Masajee suavemente el tratamiento en el cabello y el cuero cabelludo para mejorar la absorción y estimular la circulación sanguínea.

Envuelve el cabello: Una vez aplicado, recoge tu cabello y asegúralo en un moño. Cubre tu cabello con un gorro de ducha o una toalla tibia para crear un efecto de bloqueo del calor.

Espera: Deja actuar el tratamiento durante al menos 30-45 minutos para permitir que los aceites y nutrientes penetren profundamente en el tallo del cabello.

Enjuague: Enjuague bien su cabello con agua tibia. Puedes usar un champú suave sin sulfatos si es necesario.

Acondicionamiento (opcional): Continúa con un acondicionador si lo deseas, enfocándote en los largos y las puntas de tu cabello.

Enjuague final: Para mayor brillo, termine con un enjuague final con agua fría para sellar las cutículas del cabello.

Frecuencia: Use este tratamiento hidratante para el cabello una vez a la semana o según sea necesario para rejuvenecer e hidratar el cabello seco.

Mascarilla Capilar Revitalizante de Aceite de Ricino y Aceite de Bergamota para Cabello Seco

Ingredientes:

1. **Aceite de ricino (2 cucharadas):** El aceite de ricino hidrata y nutre profundamente el cabello seco.

2. **Aceite de almendras dulces (1 cucharada):** El aceite de almendras dulces agrega hidratación adicional y promueve la salud general del cabello.

3. **Aceite esencial de bergamota (8 gotas):** El aceite de bergamota tiene un aroma refrescante y estimulante, promoviendo una experiencia revitalizante.

4. **Plátano (1 maduro, machacado):** El plátano es rico en aceites naturales y vitaminas, proporcionando una nutrición extra.

5. **Miel (1 cucharada):** La miel es un humectante que atrae y retiene la humedad en el cabello.

Instrucciones:

1. **Mezclar los ingredientes:** En un tazón, combine el aceite de ricino, el aceite de almendras dulces, el aceite esencial de bergamota, el puré de plátano y la miel. Mezcle bien para crear una mezcla suave y consistente.

2. **Aplicación:** Humedece ligeramente tu cabello. Divide tu

cabello en secciones y aplica la mezcla desde la raíz hasta las puntas, asegurando una cobertura uniforme.

3. **Masaje:** Masajea suavemente la mascarilla en el cabello y el cuero cabelludo para mejorar la absorción y estimular la circulación sanguínea.

4. **Envuelve el cabello:** Una vez aplicado, recoge tu cabello y asegúralo en un moño. Cubre tu cabello con un gorro de ducha o una toalla tibia para crear un efecto de bloqueo del calor.

5. **Espera:** Deja actuar la mascarilla durante al menos 30-45 minutos para permitir que los aceites y nutrientes penetren profundamente en el tallo del cabello.

6. **Enjuague:** Enjuague bien su cabello con agua tibia. Puedes usar un champú suave sin sulfatos si es necesario.

7. **Acondicionamiento (opcional):** Continúa con un acondicionador si lo deseas, enfocándote en los largos y las puntas de tu cabello.

8. **Enjuague final:** Para mayor brillo, termine con un enjuague final con agua fría para sellar las cutículas del cabello.

9. **Frecuencia:** Use esta mascarilla revitalizante para el cabello una vez a la semana o según sea necesario para rejuvenecer e hidratar el cabello seco.

Mascarilla capilar hidratante de yema de huevo y aceite de ricino para cabello seco

Ingredientes:

1. **Aceite de ricino (2 cucharadas):** El aceite de ricino hidrata y nutre profundamente el cabello seco.

2. **Aceite de coco (1 cucharada):** El aceite de coco agrega hidratación adicional y promueve la salud general del cabello.

3. **Yema de huevo (1):** Las yemas de huevo son ricas en proteínas y ácidos grasos, aportando nutrientes esenciales para el cabello seco.

4. **Miel (1 cucharada):** La miel es un humectante que atrae y retiene la humedad en el cabello.

Instrucciones:

1. **Mezclar los ingredientes:** En un tazón, combine el aceite de ricino, el aceite de jojoba, el aceite esencial de sándalo, el puré de aguacate y la miel. Mezcle bien para crear una mezcla suave y consistente.

2. **Aplicación:** Humedece ligeramente tu cabello. Divide tu cabello en secciones y aplica la mezcla desde la raíz hasta las puntas, asegurando una cobertura uniforme.

3. **Masaje:** Masajee suavemente el tratamiento en el cabello y

el cuero cabelludo para mejorar la absorción y estimular la circulación sanguínea.

4. **Envuelve el cabello:** Una vez aplicado, recoge tu cabello y asegúralo en un moño. Cubre tu cabello con un gorro de ducha o una toalla tibia para crear un efecto de bloqueo del calor.

5. **Espera:** Deja actuar el tratamiento durante al menos 30-45 minutos para permitir que los aceites y nutrientes penetren profundamente en el tallo del cabello.

6. **Enjuague:** Enjuague bien su cabello con agua tibia. Puedes usar un champú suave sin sulfatos si es necesario.

7. **Acondicionamiento (opcional):** Continúa con un acondicionador si lo deseas, enfocándote en los largos y las puntas de tu cabello.

8. **Enjuague final:** Para mayor brillo, termine con un enjuague final con agua fría para sellar las cutículas del cabello.

9. **Frecuencia:** Use este tratamiento capilar calmante una vez a la semana o según sea necesario para nutrir y revivir el cabello seco.

Mascarilla Capilar Nutritiva de Aceite de Ricino y Aceite de Laurel para Cabello Seco

Ingredientes:

1. **Aceite de ricino (2 cucharadas):** El aceite de ricino hidrata y nutre profundamente el cabello seco.

2. **Aceite de oliva (1 cucharada):** El aceite de oliva aporta un extra de hidratación e imparte un brillo natural al cabello.

3. **Aceite esencial de laurel (7 gotas):** El aceite de laurel tiene propiedades calmantes y agrega un aroma fresco y herbal al tratamiento.

4. **Yogur (2 cucharadas):** El yogur es rico en proteínas y ayuda a revitalizar y acondicionar el cabello seco.

5. **Miel (1 cucharada):** La miel es un humectante que atrae y retiene la humedad en el cabello.

Instrucciones:

1. **Mezcla de los ingredientes:** En un tazón, combine el aceite de ricino, el aceite de oliva, el aceite esencial de laurel, el yogur y la miel. Mezcle bien para crear una mezcla suave y consistente.

2. **Aplicación:** Humedece ligeramente tu cabello. Divide tu cabello en secciones y aplica la mezcla desde la raíz hasta las

puntas, asegurando una cobertura uniforme.

3. **Masaje:** Masajea suavemente la mascarilla en el cabello y el cuero cabelludo para mejorar la absorción y estimular la circulación sanguínea.

4. **Envuelve el cabello:** Una vez aplicado, recoge tu cabello y asegúralo en un moño. Cubre tu cabello con un gorro de ducha o una toalla tibia para crear un efecto de bloqueo del calor.

5. **Espera:** Deja actuar la mascarilla durante al menos 30-45 minutos para permitir que los aceites y nutrientes penetren profundamente en el tallo del cabello.

6. **Enjuague:** Enjuague bien su cabello con agua tibia. Puedes usar un champú suave sin sulfatos si es necesario.

7. **Acondicionamiento (opcional):** Continúa con un acondicionador si lo deseas, enfocándote en los largos y las puntas de tu cabello.

8. **Enjuague final:** Para mayor brillo, termine con un enjuague final con agua fría para sellar las cutículas del cabello.

9. **Frecuencia:** Use esta mascarilla nutritiva para el cabello una vez a la semana o según sea necesario para revitalizar e hidratar el cabello seco.

Tratamiento capilar hidratante con aceite de ricino y gaulteria para cabello seco

Ingredientes:

1. **Aceite de ricino (2 cucharadas):** El aceite de ricino hidrata y nutre profundamente el cabello seco.

2. **Aceite de coco (1 cucharada):** El aceite de coco agrega hidratación adicional y promueve la salud general del cabello.

3. **Aceite esencial de gaulteria (5 gotas):** El aceite de gaulteria tiene propiedades calmantes y añade un aroma refrescante al tratamiento.

4. **Manteca de karité (1 cucharada, derretida):** La manteca de karité es rica en vitaminas y proporciona una hidratación intensa para el cabello seco.

5. **Gel de aloe vera (1 cucharada):** El aloe vera calma el cuero cabelludo, agrega humedad y ayuda a mantener un equilibrio saludable.

Instrucciones:

1. **Mezcla de los ingredientes:** En un tazón, combine el aceite de ricino, el aceite de argán, el aceite esencial de rosa, el puré de aguacate y la miel. Mezcle bien hasta lograr una mezcla suave y consistente.

2. **Aplicación:** Humedece ligeramente tu cabello. Divide tu

cabello en secciones y aplica la mezcla desde la raíz hasta las puntas, asegurando una cobertura uniforme.

3. **Masaje:** Masajea suavemente el elixir en el cabello y el cuero cabelludo para mejorar la absorción y estimular la circulación sanguínea.

4. **Envuelve el cabello:** Una vez aplicado, recoge tu cabello y asegúralo en un moño. Cubre tu cabello con un gorro de ducha o una toalla tibia para crear un efecto de bloqueo del calor.

5. **Espera:** Deja actuar el elixir durante al menos 30-45 minutos para permitir que los aceites y nutrientes penetren profundamente en el tallo del cabello.

6. **Enjuague:** Enjuague bien su cabello con agua tibia. Puedes usar un champú suave sin sulfatos si es necesario.

7. **Acondicionamiento (opcional):** Continúa con un acondicionador si lo deseas, enfocándote en los largos y las puntas de tu cabello.

8. **Enjuague final:** Para mayor brillo, termine con un enjuague final con agua fría para sellar las cutículas del cabello.

9. **Frecuencia:** Use este elixir revitalizante para el cabello una vez a la semana o según sea necesario para rejuvenecer e hidratar el cabello seco.

Mascarilla capilar hidratante de aceite de ricino y aceite de semilla de brócoli para cabello seco

Ingredientes:

1. **Aceite de ricino (2 cucharadas):** El aceite de ricino hidrata y nutre profundamente el cabello seco.

2. **Aceite de semilla de brócoli (1 cucharada):** El aceite de semilla de brócoli es rico en ácidos grasos y vitaminas, promoviendo la hidratación y el brillo.

3. **Leche de coco (2 cucharadas):** La leche de coco agrega nutrición adicional y ayuda a acondicionar el cabello seco.

4. **Miel (1 cucharada):** La miel es un humectante que atrae y retiene la humedad en el cabello.

5. **Aceite esencial de lavanda (5 gotas):** El aceite de lavanda tiene propiedades calmantes y agrega una agradable fragancia a la mascarilla.

Instrucciones:

1. **Mezclar los ingredientes:** En un tazón, combine el aceite de ricino, el aceite de semilla de amapola, el yogur, el puré de plátano y el aceite esencial de geranio. Mezcle bien hasta lograr una mezcla suave y consistente.

2. **Aplicación:** Humedece ligeramente tu cabello. Divide tu

cabello en secciones y aplica la mezcla desde la raíz hasta las puntas, asegurando una cobertura uniforme.

3. **Masaje:** Masajee suavemente el tratamiento en el cabello y el cuero cabelludo para mejorar la absorción y estimular la circulación sanguínea.

4. **Envuelve el cabello:** Una vez aplicado, recoge tu cabello y asegúralo en un moño. Cubre tu cabello con un gorro de ducha o una toalla tibia para crear un efecto de bloqueo del calor.

5. **Espera:** Deja actuar el tratamiento durante al menos 30-45 minutos para permitir que los aceites y nutrientes penetren profundamente en el tallo del cabello.

6. **Enjuague:** Enjuague bien su cabello con agua tibia. Puedes usar un champú suave sin sulfatos si es necesario.

7. **Acondicionamiento (opcional):** Continúa con un acondicionador si lo deseas, enfocándote en los largos y las puntas de tu cabello.

8. **Enjuague final:** Para mayor brillo, termine con un enjuague final con agua fría para sellar las cutículas del cabello.

9. **Frecuencia:** Use este tratamiento revitalizante para el cabello una vez a la semana o según sea necesario para rejuvenecer e hidratar el cabello seco.

Capítulo 10: Recetas para cabello normal

Mascarilla capilar equilibrante de aceite de ricino y leche de coco para cabello normal

Ingredientes:

1. **Aceite de ricino (2 cucharadas):** El aceite de ricino promueve el crecimiento del cabello y proporciona nutrientes esenciales.

2. **Leche de coco (1/4 taza):** La leche de coco es rica en proteínas y agrega humedad, dejando el cabello suave y manejable.

3. **Gel de aloe vera (2 cucharadas):** El aloe vera calma el cuero cabelludo, mantiene un equilibrio saludable del pH y agrega brillo.

4. **Aceite de jojoba (1 cucharada):** El aceite de jojoba equilibra la producción natural de sebo y nutre el cabello.

5. **Aceite esencial de limón (6 gotas):** El aceite de limón tiene un aroma refrescante y ayuda a mantener un cuero cabelludo limpio y saludable.

Instrucciones:

1. **Mezclar los ingredientes:** En un tazón, combine el aceite de ricino, la leche de coco, el gel de aloe vera, el aceite de jojoba y el aceite esencial de limón. Mezcle bien hasta que todos los ingredientes estén bien mezclados.

2. **Aplicación:** Humedece ligeramente tu cabello. Divide tu cabello en secciones y aplica la mezcla desde la raíz hasta las puntas, asegurando una cobertura uniforme.

3. **Masaje:** Masajea suavemente la mascarilla en el cabello y el cuero cabelludo para mejorar la absorción y estimular la circulación sanguínea.

4. **Envuelve el cabello:** Una vez aplicado, recoge tu cabello y asegúralo en un moño. Cubre tu cabello con un gorro de ducha o una toalla tibia para crear un efecto de bloqueo del calor.

5. **Espera:** Deja actuar la mascarilla durante 20-30 minutos para permitir que los nutrientes penetren en el tallo del cabello.

6. **Enjuague:** Enjuague bien su cabello con agua tibia. Puedes usar un champú suave sin sulfatos si es necesario.

7. **Acondicionamiento (opcional):** Si lo deseas, sigue con un acondicionador, concentrándote en los largos y las puntas de tu cabello.

8. **Enjuague final:** Para mayor brillo, termine con un enjuague final con agua fría para sellar las cutículas del cabello.

9. **Frecuencia:** Use esta mascarilla equilibrante para el cabello una vez a la semana o según sea necesario para mantener un cabello normal sano y nutrido.

Elixir Capilar Nutritivo de Aceite de Ricino y Mimosa para Cabello Normal

Ingredientes:

1. **Aceite de ricino (2 cucharadas):** El aceite de ricino promueve el crecimiento del cabello y proporciona nutrientes esenciales.

2. **Aceite de argán (1 cucharada):** El aceite de argán agrega nutrición adicional e imparte un brillo natural al cabello.

3. **Aceite esencial de Mimosa Absolute (5 gotas):** El absoluto de Mimosa tiene una fragancia dulce y floral y agrega un toque lujoso al elixir.

4. **Aguacate (1/2 puré):** El aguacate es rico en aceites naturales y vitaminas, proporcionando un extra de nutrición.

5. **Miel (1 cucharada):** La miel es un humectante que atrae y retiene la humedad en el cabello.

Instrucciones:

1. **Mezcla de los ingredientes:** En un tazón, combine el aceite de ricino, el aceite de jojoba, el absoluto de azahar, la leche de coco y el gel de aloe vera. Mezcle bien hasta lograr una mezcla suave y consistente.

2. **Aplicación:** Humedece ligeramente tu cabello. Divide tu

cabello en secciones y aplica el elixir desde la raíz hasta las puntas, asegurando una cobertura uniforme.

3. **Masaje:** Masajea suavemente el elixir en el cabello y el cuero cabelludo para mejorar la absorción y estimular la circulación sanguínea.

4. **Envuelve el cabello:** Una vez aplicado, recoge tu cabello y asegúralo en un moño. Cubre tu cabello con un gorro de ducha o una toalla tibia para crear un efecto de bloqueo del calor.

5. **Espera:** Deja actuar el elixir durante al menos 30-45 minutos para permitir que los aceites y nutrientes penetren profundamente en el tallo del cabello.

6. **Enjuague:** Enjuague bien su cabello con agua tibia. Puedes usar un champú suave sin sulfatos si es necesario.

7. **Acondicionamiento (opcional):** Continúa con un acondicionador si lo deseas, enfocándote en los largos y las puntas de tu cabello.

8. **Enjuague final:** Para mayor brillo, termine con un enjuague final con agua fría para sellar las cutículas del cabello.

9. **Frecuencia:** Use este elixir equilibrante para el cabello una vez a la semana o según sea necesario para mantener un cabello normal sano y nutrido.

Mascarilla Capilar Revitalizante de Aceite de Ricino y Jugo de Papaya Fresco para Cabello Normal

Ingredientes:

1. **Aceite de ricino (2 cucharadas):** El aceite de ricino promueve el crecimiento del cabello y proporciona nutrientes esenciales.

2. **Jugo de papaya fresca (1/4 taza):** La papaya es rica en vitaminas y enzimas que nutren y acondicionan el cabello.

3. **Miel (1 cucharada):** La miel es un humectante que atrae y retiene la humedad en el cabello.

4. **Aceite de coco (1 cucharada):** El aceite de coco agrega hidratación adicional y promueve la salud general del cabello.

5. **Jugo de limón (1 cucharada):** El jugo de limón ayuda a equilibrar el pH del cuero cabelludo y agrega un brillo natural.

Instrucciones:

1. **Prepara la infusión de reina de los prados:**

   a. Hierve 1 taza de agua y viértela sobre 1-2 cucharadas de flores secas de reina de los prados.

   b. Deje reposar la mezcla durante 15-20 minutos, luego cuele para obtener una infusión de reina de los prados.

2. **Mezcla de los ingredientes:** En un tazón, combine el aceite de ricino, la infusión de reina de los prados, el vinagre de sidra de manzana y el aceite esencial de romero. Mezclar bien.

3. **Aplicación:** Después del champú, vierte la mezcla sobre tu cabello, asegurando una distribución uniforme.

4. **Masaje:** Masajea suavemente la mezcla en el cuero cabelludo durante unos minutos para estimular la circulación sanguínea.

5. **Esperar:** Deje actuar el enjuague durante 5-10 minutos para permitir que las propiedades actúen en su cabello y cuero cabelludo.

6. **Enjuagar:** Enjuaga bien tu cabello con agua tibia.

7. **Enjuague final:** Opcionalmente, puedes hacer un enjuague final con agua fría para sellar las cutículas del cabello.

8. **Frecuencia:** Use este enjuague para el cabello de reina de los prados una vez a la semana o según sea necesario para mantener un cuero cabelludo equilibrado y saludable.

Elixir Capilar Nutritivo de Aceite de Ricino y Aceite de Raíz de Angélica para Cabello Normal

Ingredientes:

1. **Aceite de ricino (2 cucharadas):** El aceite de ricino promueve el crecimiento del cabello y proporciona nutrientes esenciales.

2. **Aceite esencial de raíz de angélica (5 gotas):** El aceite de raíz de angélica nutre el cabello y agrega un aroma herbal al elixir.

3. **Aceite de almendras dulces (1 cucharada):** El aceite de almendras dulces agrega nutrición adicional y promueve la salud general del cabello.

4. **Miel (1 cucharada):** La miel es un humectante que atrae y retiene la humedad en el cabello.

5. **Té de manzanilla (1/4 de taza, enfriado):** El té de manzanilla calma el cuero cabelludo y agrega un efecto calmante.

Instrucciones:

1. **Mezcla de los ingredientes:** En un tazón, combine el aceite de ricino, el aceite esencial de raíz de regaliz, el aceite de jojoba, el yogur y el té de menta enfriado. Mezcle bien hasta lograr una mezcla suave y consistente.

2. **Aplicación:** Humedece tu cabello ligeramente. Divide tu cabello en secciones y aplica el elixir desde la raíz hasta las puntas, asegurando una cobertura uniforme.

3. **Masaje:** Masajea suavemente el elixir en el cabello y el cuero cabelludo para mejorar la absorción y estimular la circulación sanguínea.

4. **Envolver el cabello:** Una vez aplicado, recoge tu cabello y asegúralo en un moño. Cubre tu cabello con un gorro de ducha o una toalla tibia para crear un efecto de bloqueo del calor.

5. **Esperar:** Deje actuar el elixir durante al menos 30-45 minutos para permitir que los aceites y nutrientes penetren profundamente en el tallo del cabello.

6. **Enjuagar:** Enjuaga bien tu cabello con agua tibia. Puedes usar un champú suave sin sulfatos si es necesario.

7. **Condición (opcional):** Continúa con un acondicionador si lo deseas, enfocándote en los largos y las puntas de tu cabello.

8. **Enjuague final:** Para mayor brillo, termine con un enjuague final con agua fría para sellar las cutículas del cabello.

9. **Frecuencia:** Use este elixir calmante para el cabello una vez a la semana o según sea necesario para mantener un cuero cabelludo sano y equilibrado.

Elixir capilar equilibrante de aceite de ricino y aceite de palmarosa para cabello normal

Ingredientes:

1. **Aceite de ricino (2 cucharadas):** El aceite de ricino promueve el crecimiento del cabello y proporciona nutrientes esenciales.

2. **Aceite esencial de palmarosa (5 gotas):** El aceite de palmarosa equilibra la producción de aceite y agrega una fragancia floral al elixir.

3. **Aceite de argán (1 cucharada):** El aceite de argán agrega nutrición adicional e imparte un brillo natural al cabello.

4. **Gel de aloe vera (2 cucharadas):** El aloe vera calma el cuero cabelludo, mantiene un equilibrio saludable del pH y agrega hidratación.

5. **Té verde (1/4 de taza, enfriado):** El té verde ayuda a revitalizar el cabello y aporta antioxidantes.

Instrucciones:

1. **Mezcla de los ingredientes:** En un tazón, combine el aceite de ricino, el aceite esencial de raíz de malvavisco, el aceite de almendras dulces, la miel y el té de manzanilla enfriado. Mezcle bien hasta lograr una mezcla suave y consistente.

2. **Aplicación:** Humedece tu cabello ligeramente. Divide tu cabello en secciones y aplica el elixir desde la raíz hasta las puntas, asegurando una cobertura uniforme.

3. **Masaje:** Masajea suavemente el elixir en el cabello y el cuero cabelludo para mejorar la absorción y estimular la circulación sanguínea.

4. **Envolver el cabello:** Una vez aplicado, recoge tu cabello y asegúralo en un moño. Cubre tu cabello con un gorro de ducha o una toalla tibia para crear un efecto de bloqueo del calor.

5. **Esperar:** Deje actuar el elixir durante al menos 30-45 minutos para permitir que los aceites y nutrientes penetren profundamente en el tallo del cabello.

6. **Enjuagar:** Enjuaga bien tu cabello con agua tibia. Puedes usar un champú suave sin sulfatos si es necesario.

7. **Condición (opcional):** Continúa con un acondicionador si lo deseas, enfocándote en los largos y las puntas de tu cabello.

8. **Enjuague final:** Para mayor brillo, termine con un enjuague final con agua fría para sellar las cutículas del cabello.

9. **Frecuencia:** Use este elixir nutritivo para el cabello una vez a la semana o según sea necesario para mantener un cabello normal sano y nutrido.

Mascarilla capilar vibrante de aceite de ricino y zumo de fresa fresco para cabello normal

Ingredientes:

1. **Aceite de ricino (2 cucharadas):** El aceite de ricino promueve el crecimiento del cabello y proporciona nutrientes esenciales.

2. **Jugo de fresa fresco (1/4 taza):** Las fresas son ricas en vitaminas y antioxidantes que nutren el cabello.

3. **Leche de coco (2 cucharadas):** La leche de coco agrega nutrición adicional y ayuda a acondicionar el cabello normal.

4. **Miel (1 cucharada):** La miel es un humectante que atrae y retiene la humedad en el cabello.

5. **Aceite de jojoba (1 cucharada):** El aceite de jojoba equilibra la producción natural de sebo y nutre el cabello.

Instrucciones:

1. **Preparación del jugo de fresa:** Licúa las fresas frescas para extraer el jugo. Colar para eliminar la pulpa, obteniendo jugo de fresa fresco.

2. **Mezcla de los ingredientes:** En un tazón, combine el aceite de ricino, el jugo de fresa fresco, la leche de coco, la miel y el aceite de jojoba. Mezcle bien hasta lograr una mezcla suave y

consistente.

3. **Aplicación:** Humedece tu cabello ligeramente. Divide tu cabello en secciones y aplica la mascarilla desde la raíz hasta las puntas, asegurando una cobertura uniforme.

4. **Masaje:** Masajea suavemente la mascarilla en el cabello y el cuero cabelludo para mejorar la absorción y estimular la circulación sanguínea.

5. **Envolver el cabello:** Una vez aplicado, recoge tu cabello y asegúralo en un moño. Cubre tu cabello con un gorro de ducha o una toalla tibia para crear un efecto de bloqueo del calor.

6. **Esperar:** Deja actuar la mascarilla durante 30-45 minutos para permitir que los nutrientes penetren profundamente en el tallo del cabello.

7. **Enjuagar:** Enjuaga bien tu cabello con agua tibia. Puedes usar un champú suave sin sulfatos si es necesario.

8. **Condición (opcional):** Continúa con un acondicionador si lo deseas, enfocándote en los largos y las puntas de tu cabello.

9. **Enjuague final:** Para mayor brillo, termine con un enjuague final con agua fría para sellar las cutículas del cabello.

10. **Frecuencia:** Use esta mascarilla capilar vibrante una vez a la semana o según sea necesario para mantener un cabello normal sano y nutrido.

Capítulo 11: Remedios con aceite de ricino

Al igual que un hábil alquimista combina elementos para crear poderosos elixires, aquí puedes encontrar un conjunto curado de remedios que aprovechan las potentes propiedades del aceite de ricino. Desde el suero para pestañas hasta la salud de las articulaciones, cada receta es un testimonio del enfoque holístico de abrazar la generosidad de la naturaleza para una salud óptima.

Remedios caseros

Sérum Natural para el Crecimiento de Pestañas y Cejas con Aceite de Ricino

Ingredientes:

1. **Aceite de ricino (1 cucharada):** Se sabe que el aceite de ricino promueve el crecimiento del cabello y fortalece los folículos pilosos.

2. **Aceite de almendras dulces (1/2 cucharada):** El aceite de almendras dulces nutre y acondiciona las pestañas y las cejas.

Instrucciones:

1. **Mezcla de los ingredientes:** En un recipiente de vidrio pequeño y limpio, combine el aceite de ricino con el aceite de almendras dulces. Mezclar bien con un utensilio limpio.

2. **Aplicación:** Con una varita de rímel limpia o un hisopo de algodón, aplica una pequeña cantidad del suero en las pestañas y las cejas.

3. **Masaje:** Masajea suavemente el sérum en las pestañas y las cejas con las yemas de los dedos durante unos minutos.

4. **Frecuencia:** Aplique el suero todas las noches antes de acostarse para obtener los mejores resultados. La constancia es la clave.

5. **Evite el contacto con los ojos:** Tenga cuidado de no dejar que el suero entre en contacto directo con sus ojos.

6. **Almacenar en un lugar fresco:** Guarde el suero en un lugar fresco y oscuro para preservar su efectividad.

Nota: Pruebe el suero en un área pequeña de su piel antes de aplicarlo en sus pestañas y cejas para asegurarse de que no tenga ninguna reacción adversa.

Tratamiento Casero Vigorizante para el Crecimiento del Cabello con Aceite de Ricino y Aceite de Romero

Ingredientes:

1. **Aceite de ricino (2 cucharadas):** El aceite de ricino es rico en nutrientes y promueve el crecimiento del cabello.

2. **Aceite de jojoba (1 cucharada):** El aceite de jojoba nutre los folículos pilosos y aporta brillo.

3. **Aceite esencial de romero (10 gotas):** El aceite de romero estimula la circulación sanguínea en el cuero cabelludo y estimula el crecimiento del cabello.

4. **Aceite esencial de menta (5 gotas):** El aceite de menta tiene un efecto refrescante y favorece la salud del folículo piloso.

5. **Aceite esencial de lavanda (5 gotas):** El aceite de lavanda tiene propiedades calmantes y promueve un cuero cabelludo saludable.

Instrucciones:

LA GUÍA DEL BIENESTAR DEL ACEITE DE RICINO   159

Receta de bálsamo labial hidratante con aceite de ricino

Ingredientes:

1. **Aceite de ricino (1 cucharada):** El aceite de ricino es un aceite espeso y emoliente que ayuda a retener la humedad y proporciona una barrera protectora para los labios.

2. **Aceite de coco (1 cucharada):** El aceite de coco es rico en ácidos grasos, ofrece una hidratación profunda y promueve unos labios suaves y flexibles.

3. **Cera de abejas (1 cucharada, rallada o en gránulos):** La cera de abejas proporciona estructura al bálsamo labial, ayudándolo a solidificarse y permanecer en su lugar. También forma una capa protectora en los labios.

4. **Miel (1 cucharadita):** La miel es un humectante natural, que atrae y retiene la humedad para mantener los labios hidratados. También añade una dulzura sutil.

Instrucciones:

1. **Prepara un baño maría:** Prepara un baño maría llenando una cacerola pequeña con agua y colocando un recipiente resistente al calor encima. Lleva el agua a fuego lento.

2. **Ingredientes de la combinación:** En el tazón, combine el aceite de ricino, el aceite de coco y la cera de abejas rallada o peletizada. Revuelve la mezcla hasta que los ingredientes

estén bien combinados.

3. **Derretir y mezclar:** Deje que los ingredientes se derritan por completo, revolviendo ocasionalmente. Una vez derretido, agregue miel a la mezcla y mezcle bien.

4. **Verifique la consistencia:** Para comprobar la consistencia, coloque una pequeña gota de la mezcla en una cuchara fría. Si se solidifica rápidamente, está listo.

5. **Vierta en recipientes:** Vierte el bálsamo labial líquido en recipientes pequeños y limpios o en tubos de bálsamo labial. Trabaja rápidamente antes de que la mezcla se solidifique.

6. **Enfriar y solidificar:** Deje que el bálsamo labial se enfríe y solidifique a temperatura ambiente o, para un fraguado más rápido, colóquelo en el refrigerador durante unos 30 minutos.

7. **Aplicar según sea necesario:** Usa el dedo o un cepillo labial para aplicar el bálsamo en los labios cada vez que se sientan secos o agrietados. El bálsamo se derretirá ligeramente al entrar en contacto con el calor de tus labios.

8. **Almacenar en un lugar fresco:** Mantén el bálsamo labial en un lugar fresco para mantener su estructura. Si usa tubos, evite dejarlos expuestos a la luz solar directa o al calor.

Aceite de reducción de cicatrices con aceite de ricino

Ingredientes:

1. **Aceite de ricino (2 cucharadas):** La consistencia espesa y las propiedades hidratantes del aceite de ricino lo hacen beneficioso para la reducción de cicatrices.

2. **Aceite de vitamina E (1 cucharadita):** La vitamina E es conocida por sus propiedades curativas de la piel y ayuda a mejorar la textura y la apariencia de las cicatrices.

Instrucciones:

1. **Mezlcar:** En un tazón pequeño y limpio, mezcle el aceite de ricino y el aceite de vitamina E. Revuelva bien para asegurar una mezcla homogénea.

2. **Limpiar la piel:** Antes de aplicar el aceite reductor de cicatrices, limpie el área alrededor de la cicatriz con un limpiador suave. Sécate la piel con palmaditas.

3. **Aplicar la mezcla:** Con la yema del dedo limpio o un hisopo de algodón, aplique una pequeña cantidad de la mezcla de aceite directamente sobre la cicatriz. Masajea suavemente el aceite en la piel con movimientos circulares.

4. **Técnica de masaje:** Masajea la cicatriz durante unos 5-10 minutos. El masaje promueve la circulación sanguínea, lo

que puede ayudar en la absorción de los aceites y ayudar a reducir el tejido cicatricial.

5. **Dejar toda la noche (opcional):** Para un tratamiento más profundo, puedes dejar actuar el aceite reductor de cicatrices durante la noche. Cubra el área tratada con un vendaje o gasa limpia para evitar que se manche la ropa o la ropa de cama.

6. **Repita regularmente:** Para obtener resultados óptimos, aplique el aceite de reducción de cicatrices con regularidad, preferiblemente una o dos veces al día. La constancia es clave cuando se trabaja en la reducción de cicatrices.

7. **Protección solar:** Si la cicatriz está expuesta al sol, asegúrese de usar protector solar con un SPF alto para proteger la piel en proceso de curación del daño de los rayos UV.

8. **Paciencia y tiempo:** La reducción de las cicatrices lleva tiempo y los resultados individuales pueden variar. Tenga paciencia y continúe la aplicación hasta que note una mejoría en la apariencia de la cicatriz.

Tratamiento Nutritivo de Uñas y Cutículas con Aceite de Ricino

Ingredientes:

1. **Aceite de ricino (1 cucharada):** El aceite de ricino es rico en nutrientes y ácidos grasos que promueven uñas fuertes y saludables.

2. **Aceite de argán (1 cucharada):** El aceite de argán es un aceite ligero y nutritivo que ayuda a hidratar las uñas y las cutículas.

Instrucciones:

1. **Aceites combinados:** En un tazón pequeño o en un frasco gotero, mezcle el aceite de ricino y el aceite de argán. Revuelva o agite bien para asegurarse de que los aceites estén bien combinados.

2. **Limpiar uñas y cutículas:** Antes de aplicar el tratamiento, lávate las manos y limpia tus uñas y cutículas para eliminar cualquier suciedad o residuo.

3. **Aplicar la mezcla de aceite:** Con un gotero limpio o con las yemas de los dedos, aplique una pequeña cantidad de la mezcla de aceite en cada uña y masajee las cutículas.

4. **Técnica de masaje:** Masajea suavemente el aceite en las uñas y las cutículas con movimientos circulares. El masaje ayuda a mejorar la circulación sanguínea, promoviendo una mejor

absorción de nutrientes.

5. **Dejar actuar:** Deje que la mezcla de aceite permanezca en las uñas y las cutículas durante al menos 15-20 minutos. Para un tratamiento más intensivo, puedes dejarlo actuar toda la noche usando guantes de algodón.

6. **Repita regularmente:** Para obtener resultados óptimos, repita el tratamiento de uñas y cutículas con regularidad. Trate de hacer esto al menos 2 o 3 veces a la semana, o según sea necesario, para mantener sus uñas y cutículas bien nutridas.

7. **Protege tus uñas:** Use guantes cuando realice tareas domésticas o tareas que puedan exponer sus uñas a productos químicos agresivos o agua excesiva para protegerlas de daños.

8. **Recorte y forma:** Mantén tus uñas recortándolas y dándoles forma regularmente. Esto, combinado con el tratamiento nutritivo, puede contribuir a que las uñas estén más sanas y fuertes.

Nota: Si tiene alguna infección o inquietud en las uñas o las cutículas, consulte con un dermatólogo antes de comenzar una nueva rutina de cuidado de uñas. Además, sea constante con sus prácticas de cuidado de las uñas para obtener los mejores resultados a lo largo del tiempo.

Bálsamo desodorante natural casero con aceite de ricino

Ingredientes:

1. **Aceite de ricino (2 cucharadas):** El aceite de ricino proporciona una base suave e hidratante para el bálsamo desodorante.

2. **Bicarbonato de sodio (1 cucharada):** El bicarbonato de sodio ayuda a neutralizar los olores y actúa como un desodorante natural.

3. **Almidón de maíz (1 cucharada):** El almidón de maíz ayuda a absorber la humedad, manteniendo las axilas secas.

4. **Aceite esencial (unas gotas):** Elija su aceite esencial favorito para obtener un aroma agradable y propiedades antimicrobianas adicionales. La lavanda y el aceite de árbol de té son opciones populares.

Instrucciones:

1. **Mezcle los ingredientes secos:** En un recipiente limpio, combine el bicarbonato de sodio y la maicena. Revuelva bien para asegurar una distribución uniforme de ambos ingredientes.

2. **Agregue aceite de ricino:** Vierte el aceite de ricino en los ingredientes secos. Mezcle bien hasta lograr una consistencia suave y pastosa.

3. **Agrega aceite esencial:** Añade unas gotas del aceite esencial que elijas (lavanda, árbol de té, etc.) a la mezcla. Revuelva bien para distribuir uniformemente el aroma.

4. **Ajustar consistencia (opcional):** Si la mezcla es demasiado espesa, puede agregar un poco más de aceite de ricino. Si está demasiado líquido, agregue una pequeña cantidad de bicarbonato de sodio o maicena hasta que alcance la consistencia deseada.

5. **Transferencia al contenedor:** Transfiere el bálsamo desodorante a un recipiente limpio y hermético. Un frasco pequeño o un recipiente vacío de desodorante funcionan bien.

6. **Enfriar y solidificar:** Deja que el bálsamo desodorante se enfríe y solidifique a temperatura ambiente o en el refrigerador si quieres acelerar el proceso.

7. **Aplicación:** Con los dedos limpios, toma una pequeña cantidad del bálsamo y aplícalo sobre las axilas limpias. Masajear suavemente hasta que el bálsamo se absorba.

8. **Almacenar en un lugar fresco:** Mantén el bálsamo desodorante en un lugar fresco para mantener su estructura. Si el clima es cálido, puede guardarlo en el refrigerador para evitar que se derrita.

Nota: Al igual que con cualquier producto nuevo, realice una prueba de parche para asegurarse de que no tiene ninguna reacción adversa, especialmente si tiene la piel sensible. Este bálsamo desodorante natural ofrece una alternativa suave y eficaz a los desodorantes comerciales, manteniendo las axilas frescas durante todo el día.

Bálsamo calmante para el talón con aceite de ricino

Ingredientes:

1. **Aceite de ricino (2 cucharadas):** Las propiedades hidratantes del aceite de ricino penetran profundamente, proporcionando una hidratación intensa para la piel seca y agrietada.

2. **Manteca de karité (1 cucharada):** La manteca de karité es rica en ácidos grasos y vitaminas, lo que contribuye a los efectos nutritivos y suavizantes del bálsamo.

3. **Aceite esencial de menta (5 gotas):** El aceite de menta agrega una sensación refrescante y refrescante al bálsamo. También tiene propiedades antibacterianas que pueden beneficiar a los pies.

Instrucciones:

1. **Derretir la manteca de karité:** En un recipiente resistente al calor o al baño maría, derrita la manteca de karité hasta que se convierta en un líquido. Asegúrese de que se enfríe un poco antes de pasar al siguiente paso.

2. **Agregue aceite de ricino:** Una vez que la manteca de karité se derrita, agregue el aceite de ricino al tazón. Revuelva bien para combinar bien los dos ingredientes.

3. **Incorpora el aceite esencial de menta:** Deje que la mezcla se enfríe un poco más antes de agregar las gotas de aceite

esencial de menta. Revuelva para distribuir uniformemente el aroma refrescante.

4. **Enfriar y solidificar:** Deje que la mezcla se enfríe hasta que comience a solidificarse pero aún se pueda untar. Esto garantiza una aplicación cómoda.

5. **Transferencia al contenedor:** Transfiera el bálsamo a un recipiente limpio y hermético. Un frasco con tapa hermética funciona bien para facilitar el almacenamiento y la aplicación.

6. **Aplicación antes de acostarse:** Antes de acostarse, lávese y séquese bien los pies. Saca una pequeña cantidad del bálsamo y masajéalo en los talones y en cualquier otra zona seca de los pies.

7. **Cubrir con calcetines:** Para mejorar la absorción del bálsamo, cubra sus pies tratados con calcetines limpios antes de acostarse. Esto crea un suave efecto oclusivo, lo que permite que el bálsamo haga su magia durante la noche.

8. **Despierta con pies más suaves:** Por la mañana, quítate los calcetines y disfruta de la sensación de unos pies más suaves e hidratados. Si es necesario, lávate los pies para eliminar el exceso de bálsamo.

Nota: Para las personas con piel sensible, realice una prueba de parche antes de usar el bálsamo en un área más grande. El uso regular de este bálsamo suavizante para el talón puede ayudar a mantener la salud y la apariencia de los pies, especialmente en estaciones secas o más frías.

Aceite de masaje calmante para los músculos doloridos con aceite de ricino

Ingredientes:

1. **Aceite de ricino (2 cucharadas):** Las propiedades antiinflamatorias del aceite de ricino pueden ayudar a reducir el dolor muscular y promover la relajación.

2. **Aceite esencial cálido (10 gotas):** Elija un aceite esencial cálido como jengibre o pimienta negra. Estos aceites pueden mejorar la circulación y proporcionar una sensación reconfortante cuando se aplican a los músculos doloridos.

Instrucciones:

1. **Mezclar los aceites:** En un tazón pequeño o en una botella de vidrio de color oscuro, combine el aceite de ricino con el aceite esencial cálido elegido. Revuelva o agite bien para asegurarse de que los aceites se mezclen uniformemente.

2. **Sensibilidad de la prueba:** Realice una prueba de parche en un área pequeña de la piel para asegurarse de que no tenga ninguna reacción adversa al aceite esencial. Espere 24 horas antes de aplicar la mezcla más extensamente.

3. **Calentar el aceite (opcional):** Para un efecto calmante adicional, puede calentar ligeramente el aceite de masaje. Coloque el recipiente en un recipiente con agua tibia o póngalo bajo agua tibia del grifo durante unos minutos. No

caliente el aceite en el microondas, ya que puede degradar las propiedades del aceite esencial.

4. **Aplicar sobre los músculos doloridos:** Tome una pequeña cantidad de aceite de masaje y aplíquelo en los músculos adoloridos. Masajea suavemente el aceite en la piel con movimientos circulares y una presión firme, pero no demasiado intensa.

5. **Concéntrese en las áreas problemáticas:** Concéntrese en las áreas con tensión o dolor muscular. Deja que el aceite se absorba mientras masajeas, promoviendo la relajación y la comodidad.

6. **Relajación post-masaje:** Después de masajear, tómate un momento para relajarte y deja que los aceites continúen funcionando. Puede cubrir el área tratada con una toalla tibia para mayor comodidad.

7. **Repita según sea necesario:** Use este aceite de masaje calmante según sea necesario para aliviar el dolor muscular. Es ideal después de un entrenamiento o un largo día de actividad física.

8. **Almacenamiento:** Guarde el aceite de masaje en un lugar fresco y oscuro para preservar la integridad de los aceites. Asegúrese de que el recipiente esté bien cerrado.

Nota: Si tiene alguna condición médica o inquietud existente, consulte con un profesional de la salud antes de usar este aceite para masajes. Ajusta la concentración de aceites esenciales según las preferencias personales y la sensibilidad de la piel.

Desmaquillante suave con aceite de ricino y aceite de jojoba

Ingredientes:

1. **Aceite de ricino (2 cucharadas):** Las propiedades emolientes del aceite de ricino ayudan a descomponer y disolver el maquillaje mientras hidratan la piel.

2. **Aceite de jojoba (1 cucharada):** El aceite de jojoba es un aceite ligero y no graso que imita los aceites naturales de la piel, lo que lo convierte en una excelente opción para la limpieza.

Instrucciones:

1. **Mezclar los aceites:** En una botella o recipiente pequeño y limpio, combina el aceite de ricino con el aceite de jojoba. Agite o revuelva suavemente para asegurarse de que los aceites estén bien mezclados.

2. **Sensibilidad de la prueba:** Antes de usar el desmaquillante en todo el rostro, realice una prueba de parche en un área pequeña para verificar si hay reacciones adversas. Espere 24 horas para asegurarse de que no haya irritaciones.

3. **Humedece una almohadilla de algodón:** Tome una almohadilla de algodón y humedézcala con una pequeña cantidad de aceites mezclados. La almohadilla debe estar húmeda pero no goteando.

4. **Limpiar el maquillaje:** Frota suavemente la almohadilla

de algodón húmeda sobre tu rostro, concentrándote en las áreas con maquillaje. Los aceites trabajarán para disolver el maquillaje, incluidos los productos a prueba de agua.

5. **Movimientos circulares:** Usa movimientos circulares para ayudar a levantar y quitar el maquillaje de manera efectiva. Sé suave, especialmente alrededor de la delicada área de los ojos.

6. **Enjuague o deje actuar (opcional):** Después de desmaquillarte, puedes enjuagar tu rostro con agua o dejar una fina capa de la mezcla de aceite en tu piel para una mayor hidratación. Si optas por dejarlo puesto, actúa como un tratamiento hidratante.

7. **Siga con el limpiador (opcional):**Si lo desea, haga un seguimiento con su limpiador facial habitual para asegurarse de que se eliminen todos los restos de maquillaje y grasa. Este paso es particularmente importante para las personas con piel grasa o propensa al acné.

8. **Almacenar en un lugar fresco:** Mantenga el desmaquillante en un lugar fresco y oscuro. Asegúrese de que el recipiente esté herméticamente cerrado para evitar la oxidación.

Nota: Ajusta las proporciones de aceite según tu tipo de piel. Aquellos con piel más seca pueden preferir una proporción ligeramente más alta de aceite de jojoba para mayor hidratación, mientras que aquellos con piel más grasa pueden inclinarse por una mayor proporción de aceite de ricino por sus propiedades limpiadoras.

Glosario

1. **Aceite de aguacate:** Obtenido de la pulpa de los aguacates, el aceite de aguacate es rico en ácidos grasos y es conocido por sus propiedades hidratantes y nutritivas.

2. **Aceite de almendras (dulce):** Extraído de los granos de almendras dulces (Prunus dulcis), este aceite suave e hipoalergénico es conocido por sus propiedades hidratantes y emolientes.

3. **Aceite de árbol de té:** Un aceite esencial derivado de las hojas del árbol del té (Melaleuca alternifolia). Es conocido por sus propiedades antimicrobianas y antiinflamatorias.

4. **Aceite de argán:** Derivado de las semillas del árbol de argán (Argania spinosa), el aceite de argán es rico en antioxidantes y es conocido por sus efectos hidratantes.

5. **Aceite de coco:** Obtenido de la carne de los cocos, el aceite de coco es un aceite versátil con propiedades hidratantes

comúnmente utilizado en el cuidado de la piel y la cocina.

6. **Aceite de enebro rojo:** Extraído de las bayas del enebro, el aceite de enebro rojo se usa a veces en el cuidado de la piel por sus beneficios potenciales para el cabello seco.

7. **Aceite de eucalipto:** Derivado de las hojas del árbol de eucalipto, especialmente Eucalyptus globulus. Es conocido por sus beneficios respiratorios y propiedades calmantes.

8. **Aceite de germen de trigo:** Extraído del germen de los granos de trigo, el aceite de germen de trigo es rico en nutrientes y se utiliza en el cuidado de la piel por sus beneficios potenciales para la piel y el cabello secos.

9. **Aceite de jengibre:** Obtenido de la raíz de la planta de jengibre (Zingiber officinale), el aceite de jengibre tiene propiedades de calentamiento y se usa a menudo por sus efectos calmantes.

10. **Aceite de jojoba:** Extraído de las semillas de la planta de jojoba (Simmondsia chinensis), este aceite se asemeja mucho al sebo natural de la piel. Es ligero y no comedogénico.

11. **Aceite de lavanda:** Un aceite esencial extraído de las flores de lavanda (Lavandula angustifolia), conocido por sus efectos calmantes y calmantes.

12. **Aceite de menta:** Extraído de las hojas de la planta de menta (Mentha × piperita), el aceite de menta proporciona una sensación refrescante y refrescante.

13. **Aceite de oliva:** Extraído de las aceitunas, el aceite de oliva

es un aceite de cocina común y también se usa en el cuidado de la piel por sus propiedades hidratantes.

14. **Aceite de pimienta negra:** Extraído de los frutos secos de Piper nigrum, el aceite de pimienta negra es conocido por su aroma picante y sus posibles beneficios para la circulación.

15. **Aceite de ricino:** Aceite vegetal obtenido de las semillas del ricino (Ricinus communis), conocido por sus propiedades hidratantes y antiinflamatorias.

16. **Aceite de romero:** Extraído de las hojas de la planta de romero, el aceite de romero es conocido por sus beneficios potenciales para el cuero cabelludo y el cabello.

17. **Aceite de rosa mosqueta:** Extraído de las semillas de rosa mosqueta, el aceite de rosa mosqueta es conocido por sus posibles propiedades antienvejecimiento y renovadoras de la piel.

18. **Aceite de sándalo:** Extraído del duramen de los árboles de sándalo, el aceite de sándalo es conocido por sus propiedades calmantes y calmantes.

19. **Aceite de semilla de calabaza:** Obtenido de las semillas de calabaza, el aceite de semilla de calabaza es rico en vitaminas y se utiliza en el cuidado de la piel por sus propiedades hidratantes y nutritivas.

20. **Aceite de semilla de girasol:** Extraído de las semillas de girasol, el aceite de semilla de girasol se utiliza en el cuidado de la piel por sus propiedades emolientes e hidratantes.

21. **Aceite de sésamo:** Extraído de las semillas de sésamo, el aceite de sésamo se utiliza en el cuidado de la piel por sus propiedades hidratantes y antioxidantes.

22. **Aceite esencial de Mirra:** Extraído de la resina del árbol Commiphora myrrha, el aceite esencial de mirra es conocido por sus posibles efectos antiinflamatorios y calmantes.

23. **Aceite esencial de naranja:** Extraído de la cáscara de naranja, el aceite esencial de naranja se usa a menudo en el cuidado de la piel por sus propiedades iluminadoras y revitalizantes.

24. **Aceite esencial de ortiga:** Extraído de las hojas de la planta de ortiga, el aceite esencial de ortiga es conocido por sus beneficios potenciales para el cuero cabelludo y el cabello.

25. **Aceite esencial de pino:** Extraído de las agujas de los pinos, el aceite esencial de pino es conocido por sus beneficios potenciales para la piel grasa.

26. **Aceite esencial de tomillo:** Extraído de las hojas de la planta de tomillo, el aceite esencial de tomillo es conocido por sus beneficios potenciales para la piel y el cabello grasos.

27. **Aceite esencial de Ylang Ylang:** Extraído de las flores del árbol ylang-ylang, el aceite esencial de ylang-ylang es conocido por su aroma dulce y sus beneficios potenciales para la piel y el cabello grasos.

28. **Hamamelis:** Derivado de las hojas y la corteza de la planta de hamamelis (Hamamelis virginiana), el hamamelis es un astringente natural con propiedades tonificantes.

29. **Bicarbonato:** Bicarbonato de sodio, un polvo cristalino blanco que se usa comúnmente para diversos fines domésticos y de cuidado personal.

30. **Cera de abeja:** Una cera natural producida por las abejas melíferas, a menudo utilizada en productos para el cuidado de la piel por sus propiedades emolientes y protectoras.

31. **Extracto de malvavisco:** Extraído de la raíz de la planta de malvavisco (Althaea officinalis), el extracto de malvavisco es conocido por sus propiedades calmantes y antiinflamatorias.

32. **Glicerina:** La glicerina, un humectante que atrae y retiene la humedad, se usa comúnmente en productos para el cuidado de la piel por sus propiedades hidratantes.

33. **Leche de avena:** La leche de avena, una alternativa a la leche de origen vegetal hecha de avena, se utiliza a veces en el cuidado de la piel por sus propiedades calmantes.

34. **Limón:** Es una fruta cítrica, y su aceite esencial se utiliza a menudo en el cuidado de la piel por sus propiedades iluminadoras y revitalizantes.

35. **Manteca de illipe:** Derivada de las nueces del árbol Shorea stenoptera, la manteca de illipe es un ingrediente hidratante y nutritivo en productos para el cuidado de la piel.

36. **Manteca de karité:** Grasa extraída de las nueces del árbol de karité (Vitellaria paradoxa). Es rico en ácidos grasos y tiene propiedades hidratantes y nutritivas.

37. **Reina de los prados:** Una planta con flores cuyo extracto

se utiliza a veces en el cuidado de la piel por sus posibles propiedades antiinflamatorias y astringentes.

38. **Musgo marino:** Un tipo de alga marina, el musgo marino se usa a veces en el cuidado de la piel por sus posibles propiedades hidratantes.

39. **Papaya:** Una fruta tropical cuyo jugo fresco a veces se usa en el cuidado de la piel por sus posibles propiedades exfoliantes e iluminadoras.

40. **Salvia:** Una hierba cuyo aceite esencial se usa a veces en el cuidado de la piel por sus beneficios potenciales para la piel grasa.

41. **Vitamina E:** Una vitamina liposoluble que se utiliza a menudo en el cuidado de la piel por sus propiedades antioxidantes y su capacidad para nutrir la piel.

42. **Yema:** La parte amarilla de un huevo, a menudo utilizada en recetas caseras para el cuidado de la piel por sus propiedades nutritivas e hidratantes.